아픈 몸을 살리는 1분 스트레칭

即効! 痛みもコリもササっと消える! 瞬トレ
藤森善弘 著
エクスナレッジ 刊
2021

SOKKOU ITAMI MO KORI MO SASATTO KIERU SHUN TORE
by Yoshihiro Fujimori
Originally published by X-Knowledge Co., Ltd., Tokyo.

Copyright ⓒ 2021 by Yoshihiro Fujimori
All rights reserved.

Korean Translation Copyright ⓒ 2022 by The Business Books and Co., Ltd.
Korean translation rights arranged with X-Knowledge Co., Ltd., Tokyo
through AMO Agency.

이 책의 한국어판 저작권은 AMO 에이전시를 통해
저작권자와 독점 계약을 맺은 (주)비즈니스북스에게 있습니다.
저작권법에 의해 국내에서 보호를 받는 저작물이므로 무단 전재와 복제를 금합니다.

가볍고 상쾌한 몸을 위한 기적의 스트레칭

아픈 몸을 살리는
1분 스트레칭

전지혜 옮김

후지모리 요시히로 지음

북라이프

옮긴이 | 전지혜

대학에서 이공계열을 전공했으며, 일본에서 유학한 후 일본계 전자회사에서 일하면서 익힌 전문적인 내용을 바탕으로 번역 일을 시작했다. 현재 다수의 산업 번역과 출판 번역을 하고 있으며 엔터스코리아에서 일본어 번역가로 활동 중이다. 주요 역서로는 《체력 5% 생존 트레이닝》, 《혈압을 낮추는 최강의 방법》, 《적게 자도 괜찮습니다》, 《해부학적 근육 홈트》, 《뱃살만 뺀다》, 《모든 책이 만만해지는 초간단 독서법》 등이 있다.

아픈 몸을 살리는 1분 스트레칭

1판 1쇄 발행 2022년 6월 28일
1판 5쇄 발행 2025년 8월 19일

지은이 | 후지모리 요시히로
옮긴이 | 전지혜
발행인 | 홍영태
발행처 | 북라이프
등 록 | 제2011-000096호(2011년 3월 24일)
주 소 | 03991 서울시 마포구 월드컵북로6길 3 이노베이스빌딩 7층
전 화 | (02)338-9449
팩 스 | (02)338-6543
대표메일 | bb@businessbooks.co.kr
홈페이지 | http://www.businessbooks.co.kr
블로그 | http://blog.naver.com/booklife1
페이스북 | thebooklife
인스타그램 | booklife_kr
ISBN 979-11-91013-42-9 13510

* 잘못된 책은 구입하신 서점에서 바꾸어 드립니다.
* 책값은 뒤표지에 있습니다.
* 북라이프는 (주)비즈니스북스의 임프린트입니다.
* 비즈니스북스에 대한 더 많은 정보가 필요하신 분은 홈페이지를 방문해 주시기 바랍니다.

> 비즈니스북스는 독자 여러분의 소중한 아이디어와 원고 투고를 기다리고 있습니다.
> 원고가 있으신 분은 ms3@businessbooks.co.kr로 간단한 개요와 취지, 연락처 등을 보내 주세요.

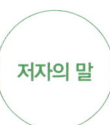

저자의 말

인간이 본래 지니고 있는 몸의 기능과 정상성을 유지하는 유일한 방법은 몸을 끊임없이 움직이는 것입니다. 의자에 앉아 있는 일이 많은 현대인이 계속 몸을 움직이기란 생각처럼 쉽지 않습니다. 하지만 의외로 짧은 시간의 가벼운 스트레칭만으로도 몸의 정상성을 유지하기에 충분하다는 것을 알고 계신가요?

저는 운동 현장의 최전선에서는 코치로서 최정상 운동선수의 몸을, 병원에서는 건강 운동 지도사 겸 트레이너로서 다양한 장애가 있는 환자의 몸을 30년 이상 살펴왔습니다. 당연히 사람마다 상황은 다르겠지만, 공통점은 어떤 사람이든 몸이 '인생 최대의 자본'이라는 점입니다.

항상 어딘가에 통증이 있어서 몸을 뜻대로 움직일 수 없는 사람과 통증이나 불편한 곳이 없고 몸도 가벼운 사람 사이에는 업무나 인간관계, 정신 상태나 일상에서 느끼는 행복감에 큰 차이가 생길 수밖에 없습니다. 실제로 제가 몸 관리를 돕고 있는 어느 대기업 경영자분은 "내가 병원에 가기만 해도 회사의 주가가 떨어지고 말아요."라고 웃으며 이야기하더군요. 그만큼 가볍게 움직일 수 있는 몸은 어떤 사람에게든, 몇 살이 되든 매우 중요한 재산이라는 뜻입니다.

하지만 대부분 몸에 불편함이 없을 때는 '몸을 뜻대로 움직이는 것은 당연한 일'로 여겨서 아쉽게도 그 소중함을 알지 못합니다. 그래서 바쁜 일상 속에서 느끼는 사소한 위화감이나 순간적으로 스치는 정도의 통증을 무시했다가 어느 날 큰 통증으로 나타나고는 하죠. 이런 사태가 벌어지는 것이 참 안타까울 뿐입니다.

저는 코치와 트레이너로 활동하는 와중에 물리치료와 침, 뜸, 접골과 관련된 전문 지식을 익혔고, 미국으로 건너가서 최전선의 몸 관리 기술도 습득했습니다. 그 모든 것은 '내가 담당하는 선수는 단 한 명도 다치는 일이 없게 하겠다'는 신념을 지키기 위해서였습니다.

이 책은 그 신념을 지켜오며 축적해 온 노하우를 많은 분들께 전하고자 만들었습니다. 30년간 수많은 선수와 환자들을 만나며 발전시켜온 몸 관리 방법을 누구나 따라 할 수 있는 스트레칭에 적용했습니다. 다치지 않고 단시간에 실천하고, 확실하게 효과를 볼 수 있는 동작들을 소개하고 있습니다.

반복되는 통증이나 결림 없이 가뿐한 몸을 유지하려면 무엇보다 중요한 것이 있습니다. 통증을 느꼈을 때 절대 무심코 지나쳐서는 안 된다는 것입니다. 스스로 자기 몸을 적절히 움직여서 근육과 관절이 본래 지니고 있는 유연성을 되찾아야 합니다.

그 계기를 만들어 주는 것이 바로 '1분 스트레칭'입니다. 이 책을 통해 새로운 생활 습관과 최상의 컨디션을 유지할 수 있기를 바랍니다. 100세 시대가 된 요즘, 자기 몸의 자산 평가를 최대한으로 높여서 평생 움직일 수 있는 몸만들기에 도움이 되시기를 간절히 바라봅니다.

후지모리 요시히로

반복되는 통증은
○○과 ○○ 때문이다?!

'반복되는 허리와 무릎 통증, 어깨와 목 결림을 해소할 수 없을까?'

이 책을 손에 쥐게 된 여러분은 아마 이런 고민을 안고 있을 것입니다. 저는 30년 이상 학교와 병원 그리고 올림픽 선수 육성 현장에서 몸 관리와 부상 회복을 맡아 왔습니다. 그 경험을 통해 이러한 고민의 근원은 대부분 같다는 것을 알았습니다. 바로 '근육과 관절이 굳으면 통증과 결림이 발생한다'는 점이죠.

몸에 통증이나 결림이 발생하는 이유는 그 주변 또는 영향을 받는 부분의 근육이 본래의 유연함을 잃고 굳어 있기 때문입니다. 그리고 근육이 굳는 원인은 대부분 '그 근육을 움직이지 않기 때문'입니다.

운동선수의 단련된 근육은 의외로 매우 부드러워서 만져보면 마치 마시멜로와 같은 촉감을 지니고 있습니다. 튼튼한 근육일수록 유연성도 높습니다. 노화나 부상 때문에 근육이 굳기도 하지만, 현대인의 근육이 굳는 원인의 대부분은 '운동 부족'이 차지하고 있습니다.

근육은 양쪽 끝부분이 관절을 지나 뼈에 부착되어 있습니다. 뼈와 뼈를 연결하는 부분인 관절은 근육이 이완하고 수축하면서 움직이는 구조로 이루어져 있습니다. 근육이 관절을 구부리고 펼 수 있다는 뜻이죠.

즉 근육이 굳어서 원활하게 펴지지 않으면 관절의 움직임까지 나빠져 가동 영역이 좁아집니다. 관절 주변은 주로 콜라겐 섬유로 이루어져 있어 오랫동안 움직이지 않으면 그 섬유끼리 들러붙고 굳으면서 관절의 움직임이 악화됩니다.

근육이 굳고, 그로 인해 관절까지 굳으면 결국 온몸이 단단한 깁스로 고정한 듯이 굳어 버리고 맙니다. 단단하게 굳은 근육과 관절을 무리해서 움직이려고 하면 몸에 큰 부담을 주어 통증과 결림이 일어난다는 뜻입니다.

최정상 운동선수들에게는 사소한 몸의 변화조차 치명적입니다. 아주 미세하게 잘못 움직여도 메달을 놓칠 수 있으므로 사소한 움직임의 위화감이나 통증이 있으면 곧바로 전문 트레이너가 회복될 때까지 도움을 주어야만 합니다.

다시 말해 이 책은 통증과 결림의 원인이 되는 '문제근육'을 이완하고 관절을 풀어주며, 때로는 이완된 근육을 수축시키는 등 매우 효과적이고 빠른 시간 안에 통증을 해소하는 방법을 소개합니다. 제가 스포츠 세계에서 갈고 닦아온 기술은 몸의 움직임을 방해하는 통증과 부기를 곧바로 해결하는 관리법입니다.

이 책에서는 즉시 효과를 보는 통증 회복 관리를 '1분 스트레칭'이라고 이름 지었습니다. 통증과 불편함이 몸에 나타났을 때 누구나 집에서 손쉽게 따라 할 수 있을 것. 그리고 곧바로 통증이 사라지고 있음을 실감할 수 있을 것. 이 두 가지 포인트를 바탕으로 제가 가진 회복 기술을 정리한 방법이 앞으로 소개할 근육과 관절을 이완하고 수축하는 스트레칭입니다.

근육과 관절이 굳으면
나타나는 신체 반응 3단계

1단계
움직이기 힘들어진다

고정된 자세를 오래 유지하거나 근육을 자주 움직이지 않아 굳으면 그 근육과 연결된 관절의 움직임도 나빠져 마치 단단한 깁스로 고정한 듯 활동하기가 불편해집니다.

2단계
무리해서 움직이게 된다

굳은 근육과 관절은 몸을 특정 방향으로 당기거나 고정하면서 움직임을 불편하게 만들지만, 불편하다고 해서 매일 가만히 있을 수는 없습니다. 결국 굳은 몸을 무리해서 움직이는 나날이 계속됩니다.

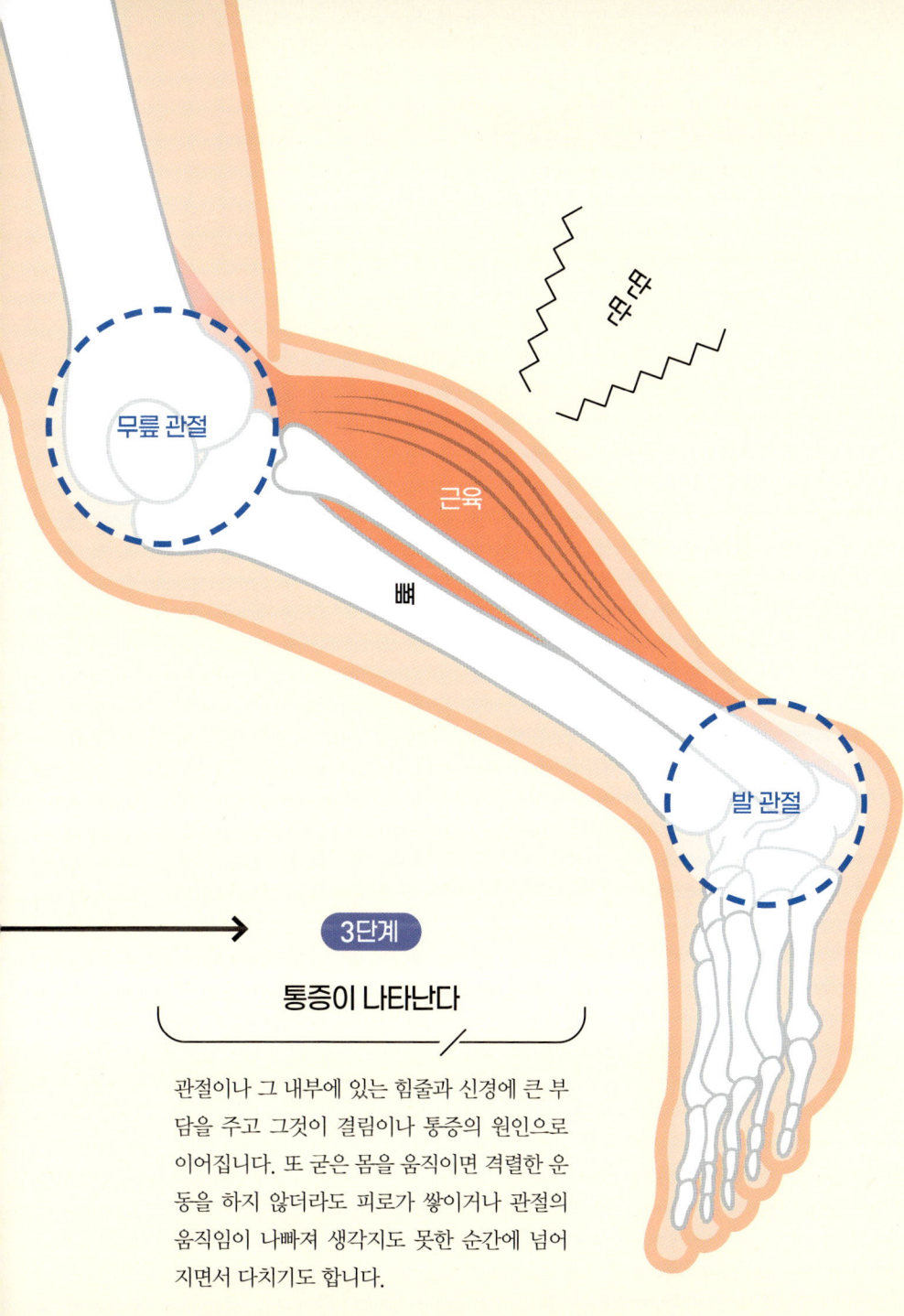

3단계

통증이 나타난다

관절이나 그 내부에 있는 힘줄과 신경에 큰 부담을 주고 그것이 결림이나 통증의 원인으로 이어집니다. 또 굳은 몸을 움직이면 격렬한 운동을 하지 않더라도 피로가 쌓이거나 관절의 움직임이 나빠져 생각지도 못한 순간에 넘어지면서 다치기도 합니다.

몸이 굳어 있는 사람의 외형적 특징

운동 부족으로 근육이 굳어 있는 사람에게는 대체로 외형상에 일정한 특징이 나타나는 경향이 있습니다.

우선 자세가 나쁘다는 점입니다. 이런 사람은 장시간 앉아 있는 자세를 취하고 있는 경우가 많아서 몸이 앞으로 기울어져 있습니다. 목은 앞으로 기울고, 턱도 앞으로 나와 있으며, 등은 둥글게 굽은 상태가 되죠. 또 컴퓨터나 스마트폰을 장시간 사용하여 팔을 계속 앞쪽으로 내미는 자세를 취하는 소위 '굽은 어깨'가 되어 있는 경우가 많습니다.

그로 인해 전신 골격이 어떻게든 균형을 잡기 위해서 골반 위쪽은 뒤로 기울고, 골반 아래쪽은 앞으로 기울면서 배는 볼록하게 나오고 무릎은 구부러집니다. 앉을 때 항상 다리를 꼬거나 가방을 한쪽으로만 메는 등의 버릇이 있는 경우에는 양쪽 고관절에도 차이가 나서 양다리 길이가 달라지는 사람도 적지 않습니다. 그런 사람의 신발 밑창을 보면 양쪽 신발이 서로 다른 양상으로 닳아 있는 경우가 많습니다.

이러한 외형적 특징이 있는 사람일수록 몸 곳곳에 부담이 가해져 통증이나 결림이 발생하기 쉽습니다.

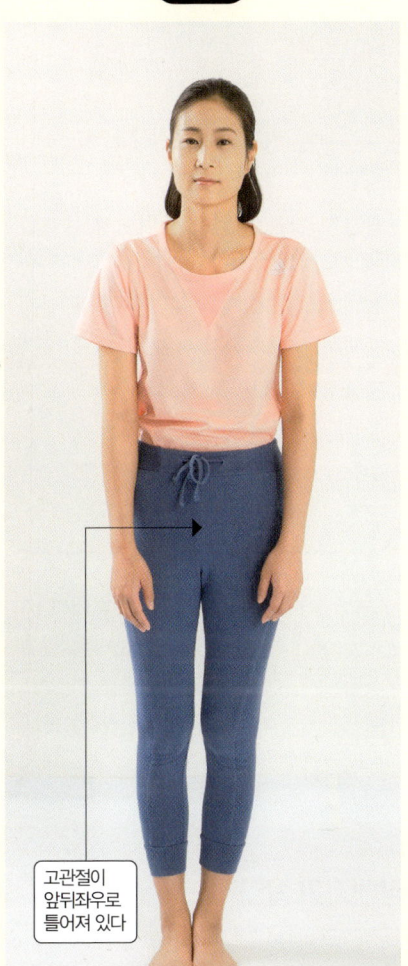

정면

고관절이 앞뒤좌우로 틀어져 있다

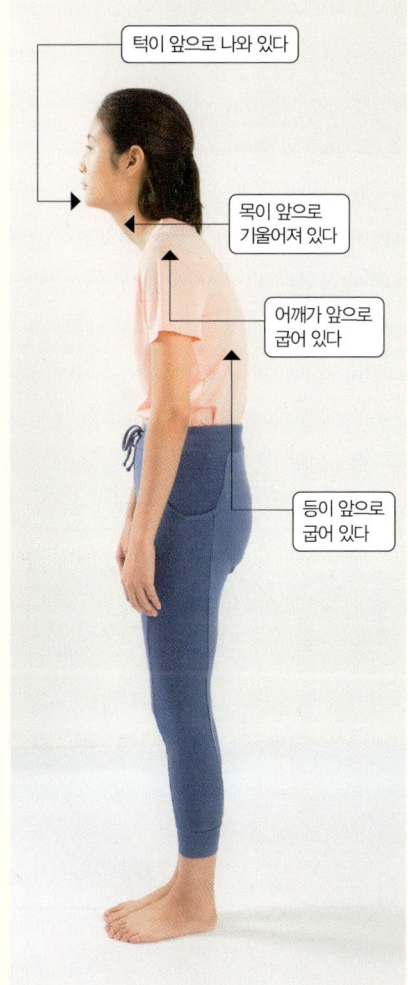

측면

턱이 앞으로 나와 있다

목이 앞으로 기울어져 있다

어깨가 앞으로 굽어 있다

등이 앞으로 굽어 있다

근육과 관절이 굳으면 생기는 문제점

쉽게 지친다

근육과 관절이 굳은 몸을 무리해서 움직이면 몸에 부담을 주게 됩니다. 이로 인해 특별히 과격한 운동을 하지 않았더라도 신체는 쉽게 피로를 느끼게 됩니다.

잘 넘어진다

관절의 가동 영역이 좁아져서 움직임에 제한이 생기거나 굳은 근육 때문에 몸이 특정 방향으로 당겨지면서 신체 균형이 무너져 생각지도 못하게 다칠 가능성이 큽니다.

위장이 약해진다

굳은 근육 때문에 자세가 나빠지면 내장을 받치고 있던 골격과 근육의 움직임을 저해합니다. 결국 폐가 눌리거나 위장이 아래로 처지면서 위장의 기능 저하로도 이어질 수 있습니다.

뇌 기능이 떨어진다

몸을 움직이면 뇌 혈류가 원활해져 기분을 좋게 만드는 호르몬 분비도 활성화됩니다. 다시 말해 운동을 하지 않으면 뇌 기능이 점점 저하될 수 있다는 뜻입니다.

자율 신경이 불안정해지기 쉽다

전신이 굳어서 몸을 움직이기조차 귀찮아지면 운동 부족이 심해집니다. 또 자세가 나빠지거나 호흡이 얕아지면 신체의 활동과 휴식의 균형을 조절하는 자율 신경 기능도 불안정해져서 몸이 차가워지거나 수면 장애가 발생하기도 합니다.

1분 스트레칭이
아픈 몸을 살리는 이유

굳은 근육을 이완하여 유연성을 되찾고 관절이 움직일 수 있는 범위도 넓혀주며, 통증이나 결림을 해소해 몸을 원활히 움직이는 1분 스트레칭을 꾸준히 하면 좋습니다. 이 순간적인 스트레칭을 통해 이완된 근육을 확실히 수축하고 해당 근육의 기능을 되돌려 놓기도 합니다.

 1분 스트레칭을 하고 나면 굳은 근육과 관절 때문에 특정 방향으로 당겨졌던 몸이 한층 가벼워지고 움직이기 편해져서 단단하고 무거운 깁스 속에 갇혔던 답답한 느낌에서 벗어날 수 있습니다. 그러면 통증이나 결림이 해소될 뿐만 아니라 피로감이나 정체된 혈류도 순식간에 좋아지죠. 고통스러운 통증이나 결림, 쉽게 피로를 느꼈던 체질을 근본부터 해결할 수 있다는 뜻입니다.

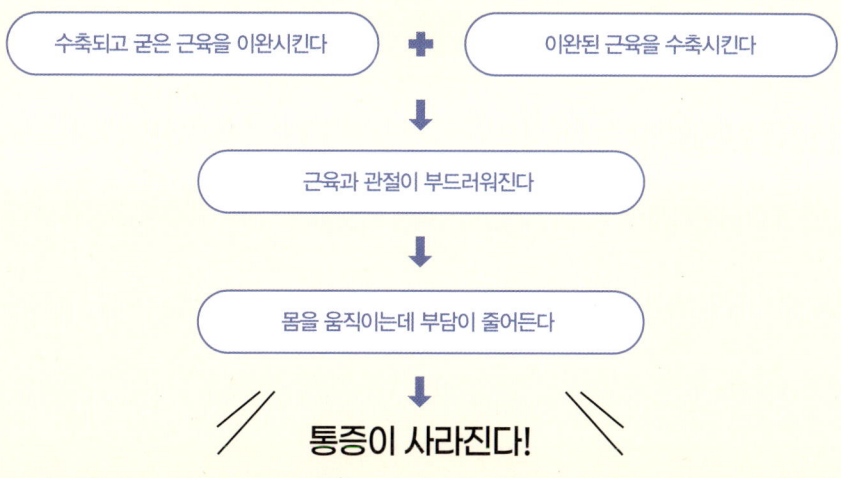

1분 스트레칭으로
몸이 이렇게 달라진다

굳은 근육이 부드러워지면 관절이 움직일 수 있는 범위도 넓어집니다. 그러면 특정 방향으로 당겨졌던 골격이 정상 위치로 돌아오므로 자세가 좋아지기 시작합니다.

굽은 등 때문에 상체가 앞으로 쏠리며 수축되어 있던 복부와 근육은 이완됩니다. 반대로 이완되어 있던 등 주변 근육은 수축되어 등줄기가 펴지며 앞으로 기울어 있던 목과 턱, 머리가 등뼈 위에 제대로 자리를 잡게 됩니다. 기울어 있던 골반도 정상적으로 일어서게 되면서 무릎도 자연스럽게 펴집니다.

이러한 자세가 바로 통증이나 결림이 생기지 않는 정상적인 자세입니다. 기준은 서 있는 모습을 옆에서 봤을 때 귀와 어깨, 복사뼈가 일직선상에 있어야 한다는 점입니다. 그리고 내장이 정상적인 위치에 있다면 배는 평평해집니다.

마치 몸을 가두고 있던 깁스를 제거한 것처럼 몸은 한결 가벼워지고 쉽게 피로를 느끼지 않게 됩니다. 혈류나 림프의 흐름도 정상적으로 활성화되어 수족냉증도 개선되고 혈액이 온몸에 돌아 신진대사도 원활해집니다. 또한 신진대사가 촉진되면 살이 쉽게 찌지 않는 체질로 자연스럽게 바뀝니다.

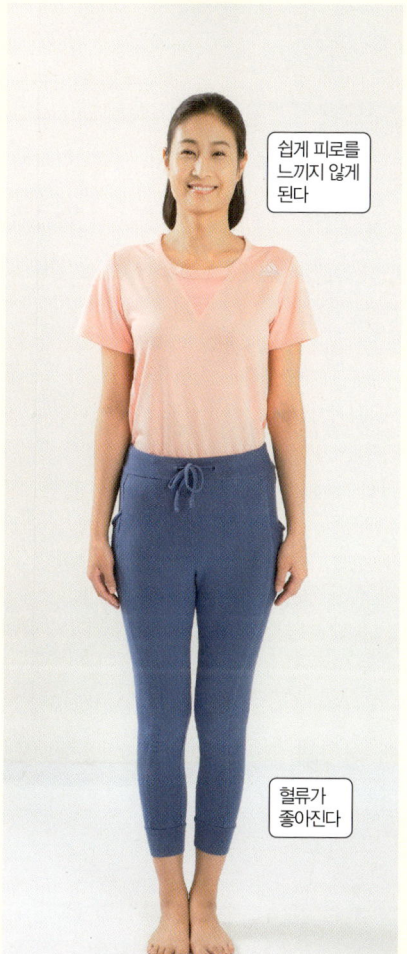
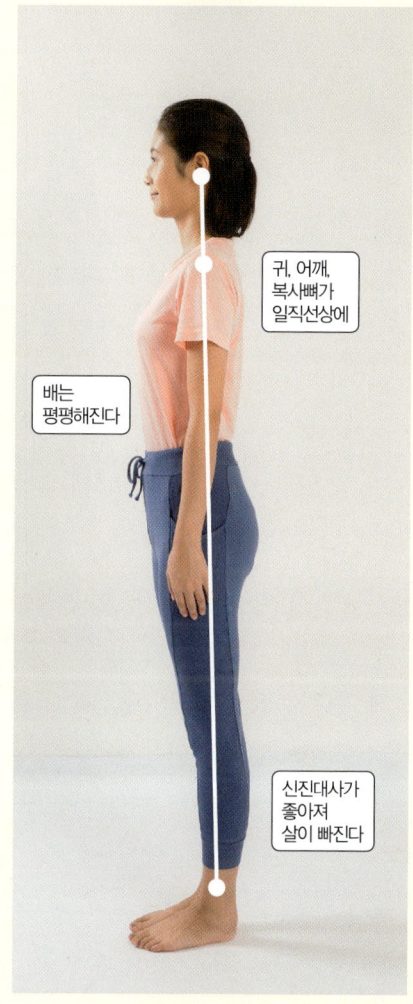

누구나 가볍게
따라 하는 1분 스트레칭

통증이나 결림이 왜 발생하는지는 앞서 알려드린 내용을 통해 이해하셨으리라 생각됩니다. 처음에는 근육이 굳고, 그다음으로 관절이 굳듯이 한 단계씩 변화하는 과정이 있다는 내용이었죠. 즉 움직일 수 없을 정도의 강한 통증이 갑자기 생기는 경우는 매우 드물며, 대부분은 사소한 위화감이나 불편한 움직임, 가벼운 통증이 생기는 등의 신호가 먼저 나타납니다.

저는 선수가 벤치 프레스 운동 기구를 들어올릴 때 바벨을 살짝 기울여서 들고 있는 모습만 보고 그 선수의 치아가 안 좋다는 사실을 깨달아 이를 지적했던 적이 있습니다. 또 수영을 하고 있을 때 선수의 다리 힘이 어떻게 빠지고 있는지만 보고도 경추와 요추에 이상이 있음을 눈치챈 적도 있습니다.

이 두 선수 모두 신체의 불편한 느낌이나 약간의 통증을 느끼면서도 무심코 무시하고 있었습니다. 만약 이미 운동 능률이 심하게 떨어진 이후에 대응했다면 손쓸 수 없는 지경에 이르렀을지도 모릅니다.

보통의 사람들은 신체 능률에 항상 신경을 쓰는 운동선수보다 자신의 몸의 이상 신호를 무시하는 경향이 훨씬 강합니다.

몸의 작은 변화를 깨닫지 못하거나, 깨닫더라도 '뭐 별거 아니겠지'하고 넘겨버리거나, 사소한 통증을 '항상 그래왔으니까'라면서 방치합니다.

어떤 사람은 '어느 병원의 어느 과에 가야 할지 모르겠다'고 하면서 통증을 그냥 견딥니다. 하지만 그렇게 시간이 지체되면 굳은 근육이 관절의 움직임을 점점 나빠지게 해 큰 문제로 이어질 수 있습니다.

저는 운동선수 코치이자 대형 병원의 건강 운동 지도사로서 수많은 환자에게 재활 치료를 위한 운동을 지도해왔습니다. 관절의 통증이나 부상, 질병으로 몸이 생각대로 움직이지 않는 분들, 어쩔 수 없이 휠체어 생활을 해야 하는 분들을 지도하면서 오랫동안 생각해왔습니다.

'아, 전조 증상이 있었을 때 얼른 눈치채고 관리했더라면…'
'근육이 굳었을 때 스트레칭을 했더라면…'
'관절에 부담을 줘서 염증이 생기기 전에 관리했더라면…'
'평소와 다른 위화감이나 사소한 통증을 느낄 때 참지 말고 곧바로 적절한 관리를 받았더라면…'
'그랬다면 분명 지금은 마음대로 움직일 수 있었을 텐데…'

그러니 여러분은 부디 몸의 불편함이나 결림, 통증을 방치하지 말고 곧바로, 스스로, 손쉽게 집에서 따라 할 수 있는 '1분 스트레칭'을 실천해 보시기 바랍니다. 분명히 즉각적인 효과가 나타날 것입니다.

이 책에서는 목, 어깨, 허리 등 신체 부위별로 원인이 되는 근육을 정확하게 이완하거나 수축하는 스트레칭법을 소개하려고 합니다.

'몸이 굳어서 운동이 잘 안 된다거나 바빠서 운동할 시간이 없다'고 하더라도 괜찮습니다. 쉽고 간단한 동작을 단 몇 분만 투자하면 충분합니다.

일단 책에서 소개하는 스트레칭을 따라 해보면 몸을 움직이는 행동이 여러분이 계속 고민해왔던 통증이나 결림을 해소하는 데 매우 효과적이라는 사실을 깨달을 수 있을 것입니다. 그뿐만 아니라 머리가 맑아지고 몸이 따뜻해지며 잠을 푹 잘 수 있는 등 다양한 효과를 느낄 수 있을 것입니다.

더이상 지체하지 말고 지금 바로 시작해 보세요.

1분 스트레칭을 시작하기 전
4가지 주의사항

1
강한 통증이 있을 때는 하지 않는다

움직일 수 없을 정도로 통증이나 부기가 있을 때는 스트레칭을 하지 않는다. 이때 움직이면 심각한 염증을 일으킬 수 있으며 오히려 증상이 악화된다. 염증이 가라앉고 통증이 줄어들어 움직이는 데 지장이 없을 때 진행하기!

2
무리하지 말고 편안한 범위 내에서 움직인다

스트레칭을 할 때 무리하면 절대 안 된다. 무리해서 몸의 유연성을 높이는 것이 목적이 아니다. '움직이기 편안한 범위'를 기준으로 천천히 근육을 늘려준다. 너무 힘을 줘서 진행하면 부상의 원인이 될 수 있다.

3
식사나 기상 직후는 피한다

식후에 곧바로 스트레칭을 하면 소화를 저해하여 위장 문제로 이어질 수 있다. 적어도 식후 30분에서 1시간 정도 지난 후에 진행하는 편이 좋다. 또 기상 직후에는 몸이 굳어 있는 상태여서 부상으로 이어질 수 있으니 주의!

4
기저질환이 있을 때는 의사와 상담할 것

현재 의사에게 운동을 하지 말라고 권유를 받았거나 기저질환이 있는 경우라면 스트레칭을 피해야 한다. 또 임산부도 무리하게 움직이지 말고 담당 의사와 상담한 후에 진행할 것을 추천한다.

목차

- 저자의 말 … 5

- 반복되는 통증은 ○○과 ○○ 때문이다?! … 8
- 근육과 관절이 굳으면 나타나는 신체 반응 3단계 … 10
- 몸이 굳어 있는 사람의 외형적 특징 … 12
- 근육과 관절이 굳으면 생기는 문제점 … 14
- 1분 스트레칭이 아픈 몸을 살리는 이유 … 15
- 1분 스트레칭으로 몸이 이렇게 달라진다 … 16
- 누구나 가볍게 따라 하는 1분 스트레칭 … 18
- 1분 스트레칭을 시작하기 전 4가지 주의사항 … 21

PART 1
묵직한 어깨와 목을 가볍게 살리는 1분 스트레칭

- 어깨 결림에 효과적인 방법 … 26
- 목 결림에 효과적인 방법 … 34
    - **ADVICE 1** 통증과 결림이 생기지 않는 자세란? … 38

PART 2
아픈 허리를 튼튼하게 살리는 1분 스트레칭

- 요통에 효과적인 방법 … 40
- 급성 요통에 효과적인 방법 … 48
    - **ADVICE 2** '다리 떨기'를 하면 점점 건강해진다?! … 50

PART 3

굳은 어깨를 유연하게 살리는 1분 스트레칭

- 사십견 · 오십견에 효과적인 방법   52
  - **ADVICE 3**   통증이 있을 때 효과적인 냉찜질   60

PART 4

시큰한 손목을 부드럽게 살리는 1분 스트레칭

- 손목 통증에 효과적인 방법   62
  - **ADVICE 4**   초간단 두뇌 트레이닝! 에어 피아노   68

PART 5

지끈한 머리를 말끔하게 살리는 1분 스트레칭

- 두통에 효과적인 방법   70

PART 6

칼칼한 목을 시원하게 살리는 1분 스트레칭

- 인후의 불쾌감에 효과적인 방법   78
  - **ADVICE 5**   근육이 깨어난다! 툭툭 기상 체조   82

PART 7
굽은 등을 꼿꼿하게 살리는 1분 스트레칭

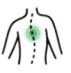

- 굽은 등에 효과적인 방법   84
  - **ADVICE 6**   혈압이 순식간에 내려간다! 혈압 감소 체조   88

PART 8
O다리를 반듯하게 살리는 1분 스트레칭

- O다리에 효과적인 방법   92

PART 9
볼록한 배를 탄탄하게 살리는 1분 스트레칭

- 볼록한 배에 효과적인 방법   98
  - **ADVICE 7**   일하기 전에! 머리가 맑아지는 스트레칭   108
  - **ADVICE 8**   만성적인 '멍 때리기'는 과잉 당질 섭취 때문?!   112

PART 10
차가운 몸을 따뜻하게 살리는 1분 스트레칭

- 냉증에 효과적인 방법   114
  - **ADVICE 9**   저릿저릿 발 저림 개선 관리법   120
  - **ADVICE 10**   불면증을 해소하는 천연 수면제, 1분 스트레칭   122

PART
1

묵직한 어깨와 목을 가볍게 살리는 1분 스트레칭

어깨 결림이나 목 결림은 통증이 나타나는 부위가 원인이 아닙니다. 실제로 통증에 영향을 미치는 부위는 목의 경우 몸의 앞쪽 근육, 어깨의 경우는 가슴과 등 주변 근육입니다. 해당 부위를 집중적으로 이완시키는 1분 스트레칭을 소개하고자 합니다.

어깨 결림에 효과적인 방법

어깨가 결리면 대부분은 어깨를 주무르거나 두드리거나 지압하는 등의 대처 요법을 쓰는 경우가 일반적이지만, 이 방법으로는 어깨 결림이 개선되지 않는다. 어깨 통증이 느껴지는 부위는 목덜미부터 어깨와 등의 중앙부를 뒤덮고 있는 승모근이지만, 사실 원인은 어깨 쪽 승모근이 아니라 가슴과 등 근육에 있기 때문이다.

예를 들어 책상에 앉아서 일할 때 팔을 앞으로 뻗으려면 어깨는 앞으로 굽을 수밖에 없다. 그러면 어깨 뿌리 부분에 있는 '소흉근'이나 가슴을 광범위하게 덮고 있는 '대흉근'이 수축된다. 이 수축된 가슴 근육 때문에 어깨는 항상 몸 앞쪽으로 잡아당겨지는 상태가 된다. 시험 삼아 가슴이 안쪽으로 들어가도록 몸을 둥글게 말아 본다. 어깨에 급격한 부담이 느껴질 것이다. 그 상태가 장시간 계속되면 근육이 굳으면서 유연성을 잃게 되고, 피의 흐름도 저해되며 피로 물질이 축적되어 어깨 결림으로 이어진다. 게다가 가슴과 어깨 근육이 잡아당겨지면 등 근육도 항상 당겨지므로 등 주변 근육인 '승모근'과 '활배근'은 이완된 상태가 일상화된다.

즉 어깨 결림을 근본부터 해결하려면 가슴을 이완시키고 등을 수축시키는 스트레칭이 효과적이다. 다음 페이지에서 소개하는 방법을 참고하여 바로 시작해 보자.

집중해야 할 부위!

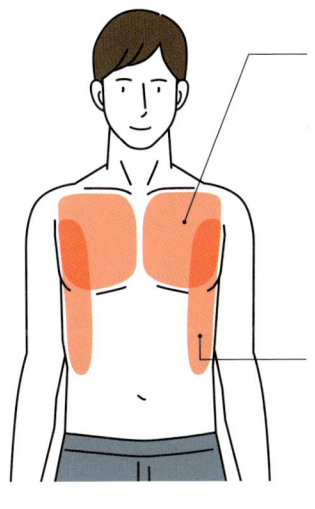

① 가슴 근육을 이완시킨다

가슴 주변의 대흉근과 소흉근이 수축되어 굳으면서 어깨부터 등 근육까지 잡아당겨지면 움직임이 저해될 뿐만 아니라 혈류도 정체된다. 가슴 전체를 이완시켜주면 어깨의 부담을 줄임과 동시에 어깨가 앞으로 굽은 상태인 '굽은 어깨'도 개선할 수 있다.

② 옆구리 근육을 이완시킨다

수축된 가슴 근육과 굽은 어깨 때문에 등 근육이 잡아당겨지면 견갑골이 제대로 움직이지 않게 되어 해당 부위와 연결된 옆구리 근육(갈비뼈에 붙어 있는 외늑간근*과 내늑간근**)도 경직된다.

* 갈비뼈 사이의 근육 중 가장 바깥쪽 근육
** 갈비뼈 사이의 근육 중 가운데 층 근육

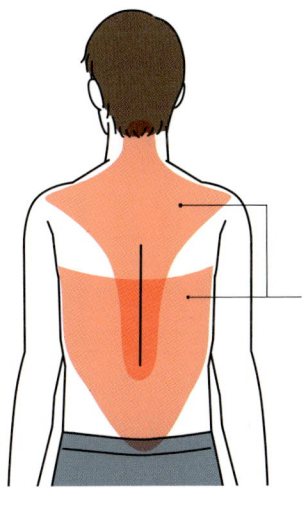

③ 등 주변 근육을 수축시킨다

목덜미부터 등뼈, 어깨까지 넓게 자리 잡고 있는 승모근과 등을 뒤덮고 있는 활배근이 수축된 가슴 주변 근육 쪽으로 잡아당겨져서 이완된 상태다. 해당 부위를 확실히 수축하는 움직임을 더해주어 유연성을 되찾는다.

1 수축된 가슴 근육을 이완시킨다

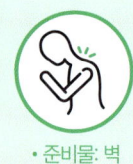

• 준비물: 벽

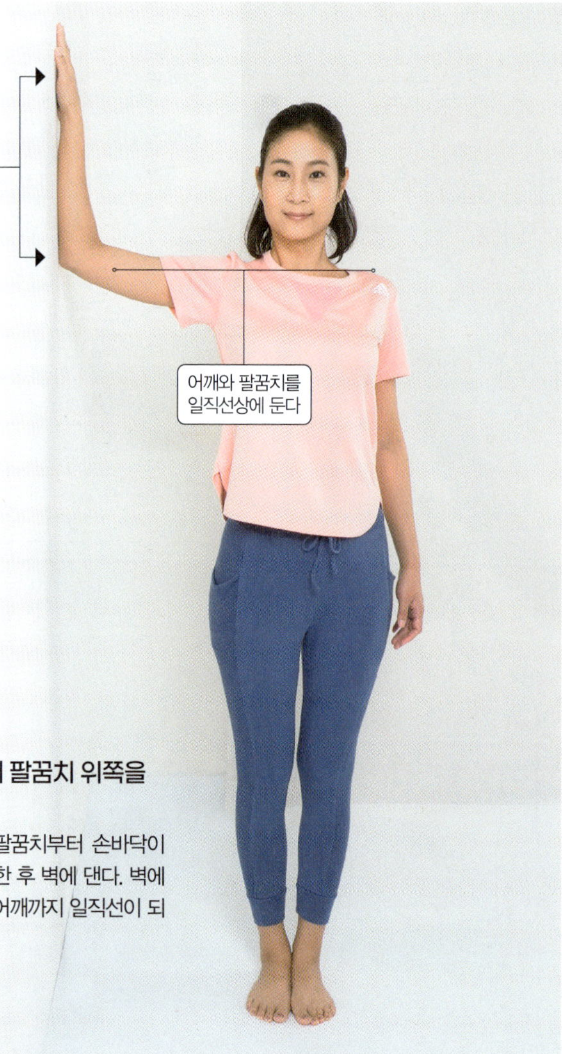

팔꿈치와 손바닥을 벽에 댄다

어깨와 팔꿈치를 일직선상에 둔다

1 벽을 옆에 두고 서서 팔꿈치 위쪽을 벽에 댄다

벽을 옆에 두고 서서 팔꿈치부터 손바닥이 곧게 위쪽을 향하도록 한 후 벽에 댄다. 벽에 댄 팔꿈치부터 반대쪽 어깨까지 일직선이 되도록 바르게 선다.

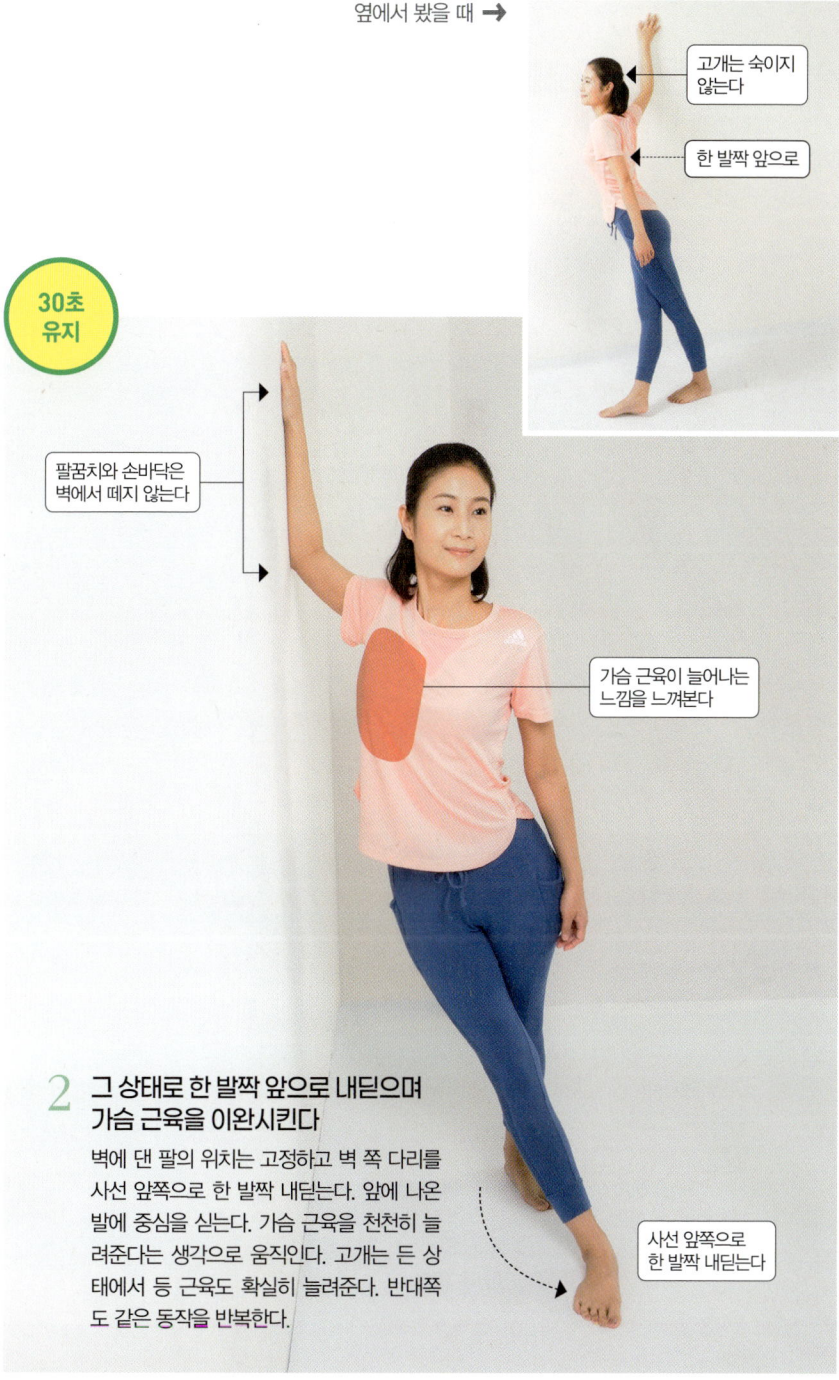

옆에서 봤을 때 ➡

고개는 숙이지 않는다

한 발짝 앞으로

30초 유지

팔꿈치와 손바닥은 벽에서 떼지 않는다

가슴 근육이 늘어나는 느낌을 느껴본다

2 그 상태로 한 발짝 앞으로 내딛으며 가슴 근육을 이완시킨다

벽에 댄 팔의 위치는 고정하고 벽 쪽 다리를 사선 앞쪽으로 한 발짝 내딛는다. 앞에 나온 발에 중심을 싣는다. 가슴 근육을 천천히 늘려준다는 생각으로 움직인다. 고개는 든 상태에서 등 근육도 확실히 늘려준다. 반대쪽도 같은 동작을 반복한다.

사선 앞쪽으로 한 발짝 내딛는다

2 수축된 옆구리 주변 근육을 이완시킨다

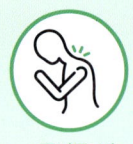

• 준비물: 벽

머리 높이에 맞춰 팔꿈치를 벽에 댄다

1 머리 높이에 팔꿈치를 대고 손바닥을 뒤통수에 댄다

벽을 옆에 두고 서서 손바닥을 뒤통수에 댄 후 팔꿈치를 머리 높이로 들어 벽에 댄다. 벽 쪽 다리를 반 발짝 앞으로 내딛고 등 근육을 늘려준다.

벽 쪽 다리를 반 발짝 앞으로

2   벽에 상반신을 붙이고
옆구리 근육을 이완시킨다

벽에 상반신을 붙이고 동시에 벽을 따라 팔꿈치를 위쪽으로 움직여 벽에 옆구리를 가능한 한 붙이면서 천천히 늘려준다. 이때 상체나 고개를 앞으로 숙이지 않도록 주의한다. 반대쪽도 같은 동작을 반복한다.

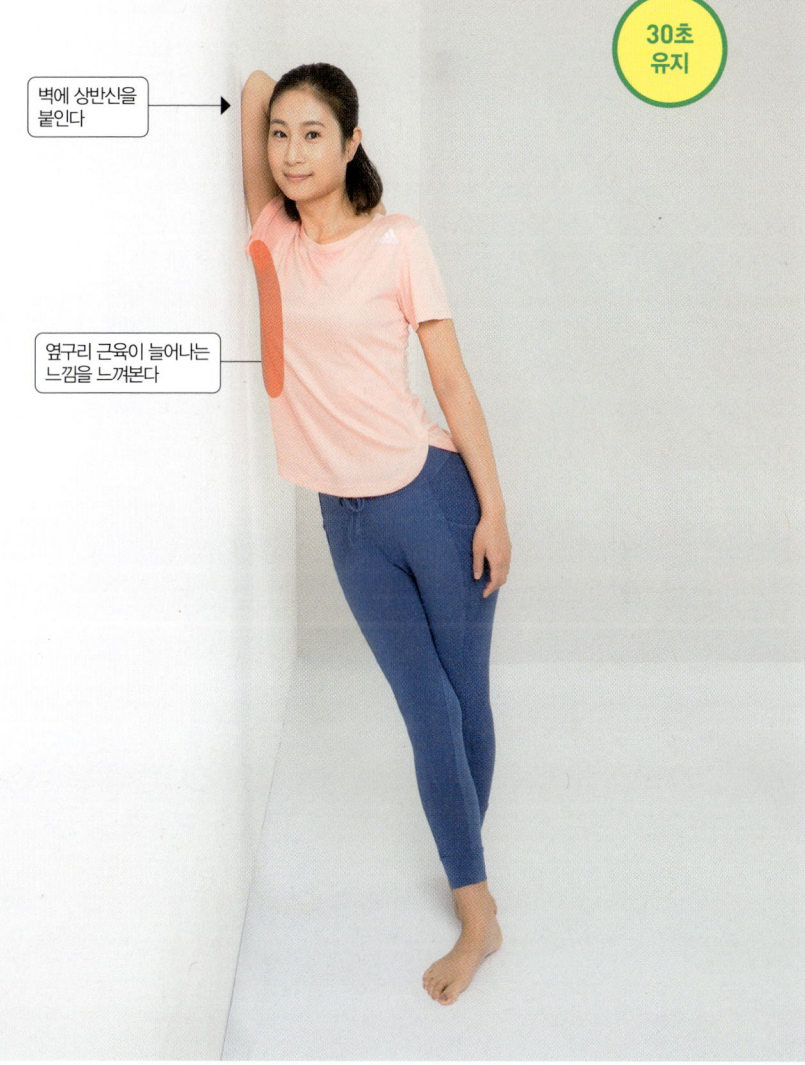

벽에 상반신을 붙인다

옆구리 근육이 늘어나는 느낌을 느껴본다

30초 유지

어깨 · 목 결림

3 이완된 등 주변 근육을 수축시킨다

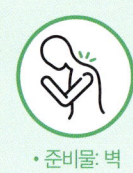

• 준비물: 벽

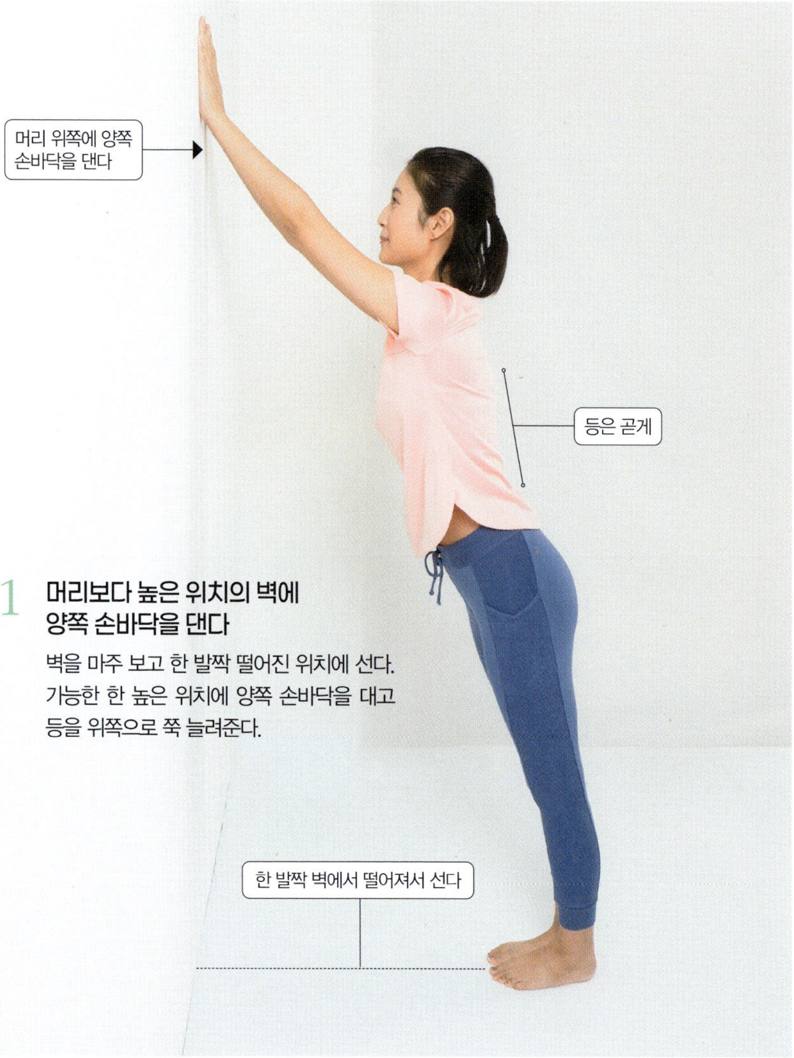

머리 위쪽에 양쪽 손바닥을 댄다

등은 곧게

1 머리보다 높은 위치의 벽에 양쪽 손바닥을 댄다

벽을 마주 보고 한 발짝 떨어진 위치에 선다. 가능한 한 높은 위치에 양쪽 손바닥을 대고 등을 위쪽으로 쭉 늘려준다.

한 발짝 벽에서 떨어져서 선다

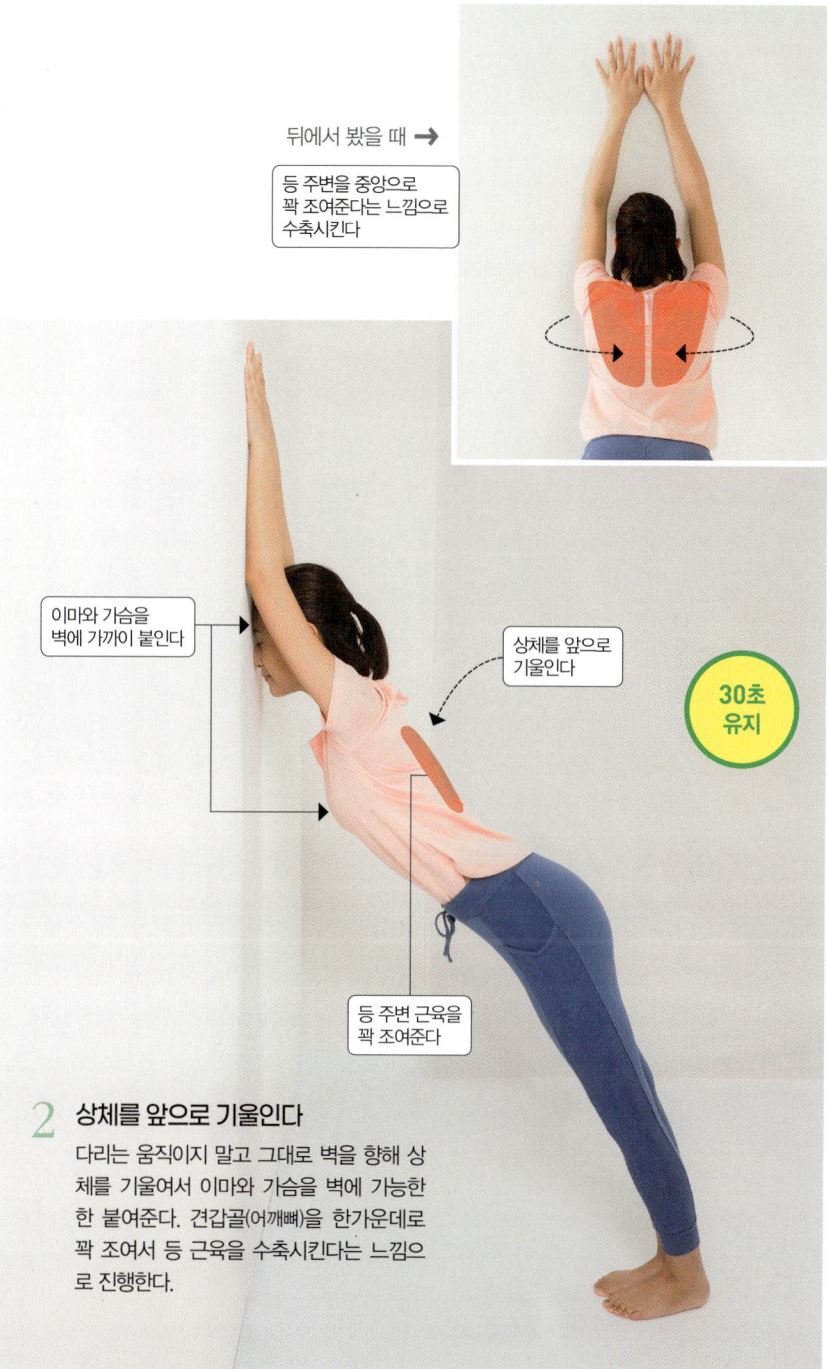

뒤에서 봤을 때 →

등 주변을 중앙으로 꽉 조여준다는 느낌으로 수축시킨다

이마와 가슴을 벽에 가까이 붙인다

상체를 앞으로 기울인다

30초 유지

등 주변 근육을 꽉 조여준다

2 상체를 앞으로 기울인다

다리는 움직이지 말고 그대로 벽을 향해 상체를 기울여서 이마와 가슴을 벽에 가능한 한 붙여준다. 견갑골(어깨뼈)을 한가운데로 꽉 조여서 등 근육을 수축시킨다는 느낌으로 진행한다.

목 결림에
효과적인 방법

목 결림은 잘못된 자세가 큰 원인을 차지한다. 어깨 결림과 마찬가지로 상체가 앞으로 쏠린 자세 때문에 가슴 근육은 수축되며 등은 굽고 목은 앞으로 기울면서 목을 지탱하는 근육과 관절에 과도한 부담이 가해진다. 성인의 머리 무게는 5~7킬로그램으로, 전체 골격으로 균형 있게 머리를 지탱하고 있어야 한다. 하지만 균형이 무너져서 가늘고 섬세한 목 근육과 골격만으로 볼링공 정도의 무게를 지탱해야 하면 목에 통증이 올 수밖에 없다.

   우선은 수축된 몸의 앞쪽 근육을 확실히 이완시키는 것이 중요하다. 특히 의식해야 할 부위는 목 양쪽 측면 근육인 측두부에서 쇄골을 거쳐 지나가는 '흉쇄유돌근'으로 목이 앞으로 기울어지면 과도한 부담이 가해지는 부위다. 흉쇄유돌근 아래쪽으로 다수의 림프가 숨어 있으므로 제대로 이완시켜주면 림프의 흐름도 좋아져서 불편한 느낌이나 피로감이 해소된다.

   흉쇄유돌근은 쇄골의 가장 안쪽에 있는 '흉쇄관절'에 부착되어 있다. 팔을 들어올리는 역할을 하는 흉쇄관절을 스트레칭해주면 효과적으로 자극이 전해진다. 이 흉쇄유돌근과 수축된 가슴 그리고 복부 근육까지 동시에 이완시키는 효과적인 스트레칭을 다음 페이지에서 소개한다. 몸의 앞쪽 근육의 수축이 해결되면 등 근육도 쫙 펴지고 머리가 제자리로 돌아오며 목 결림도 해소된다.

집중해야 할 부위!

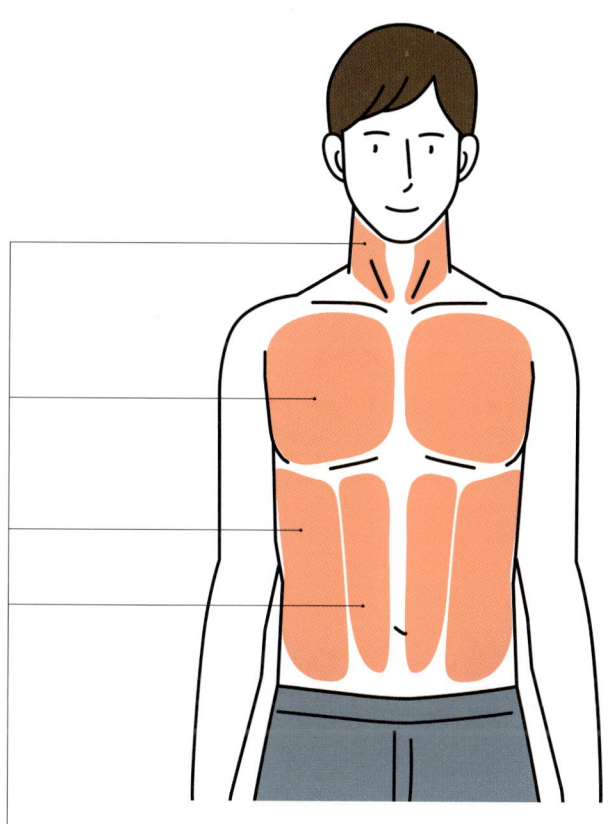

몸의 앞쪽 근육을 이완시킨다

좋지 못한 자세 때문에 목이 앞으로 기울면 목 양쪽 측면에 있는 '흉쇄유돌근'에 몇 킬로그램의 부담이 가해진다. 또 몸이 앞으로 기울어진 자세는 가슴이나 복부의 근육도 수축시킨다. 목, 가슴, 배까지 몸 전체와 이어진 근육을 동시에 늘려주어 상체가 제대로 서 있는 자세를 유지할 수 있도록 해보자.

1 수축된 몸의 앞쪽 근육을 이완시킨다

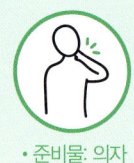

• 준비물: 의자

1 의자에 앉아서 양손을 머리 위로 뻗어서 손목을 잡는다

의자에 앉아 등을 곧게 편 후, 양쪽 발을 의자 앞쪽 다리에 걸어서 몸을 고정해준다. 양쪽 팔을 들어올린 후 한쪽 손으로 반대쪽 손목을 잡는다.

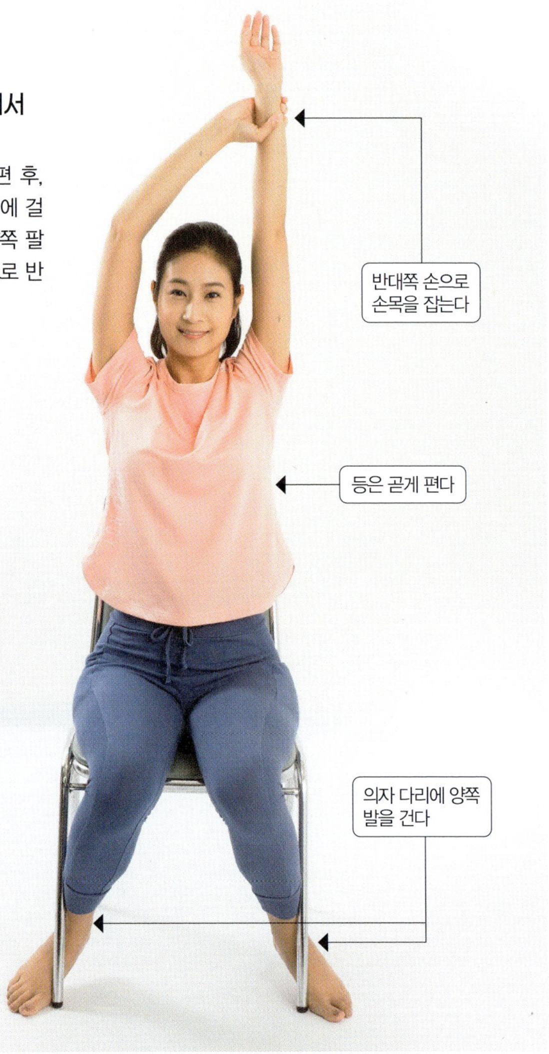

> 반대쪽 손으로 손목을 잡는다

> 등은 곧게 편다

> 의자 다리에 양쪽 발을 건다

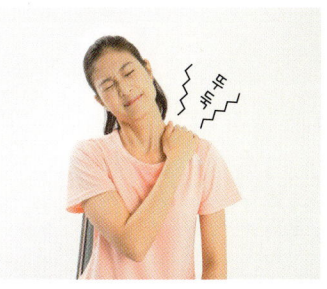

절대 금물!

목이나 어깨가 결릴 때 목을 무리하게 한쪽으로 꺾어서 '뚜둑' 소리가 나게 하면 절대 안 된다. 목은 중요한 혈관과 신경, 정밀한 관절이 집합해 있는 섬세한 부위이므로 무리하게 꺾거나 움직이면 혈관, 신경, 관절에 상처를 입거나 위치가 어긋나고 염증이 생길 가능성이 있다. 목을 꺾어서 소리를 내면 한순간은 시원한 것처럼 느껴지지만 느낌일 뿐이니 금물!

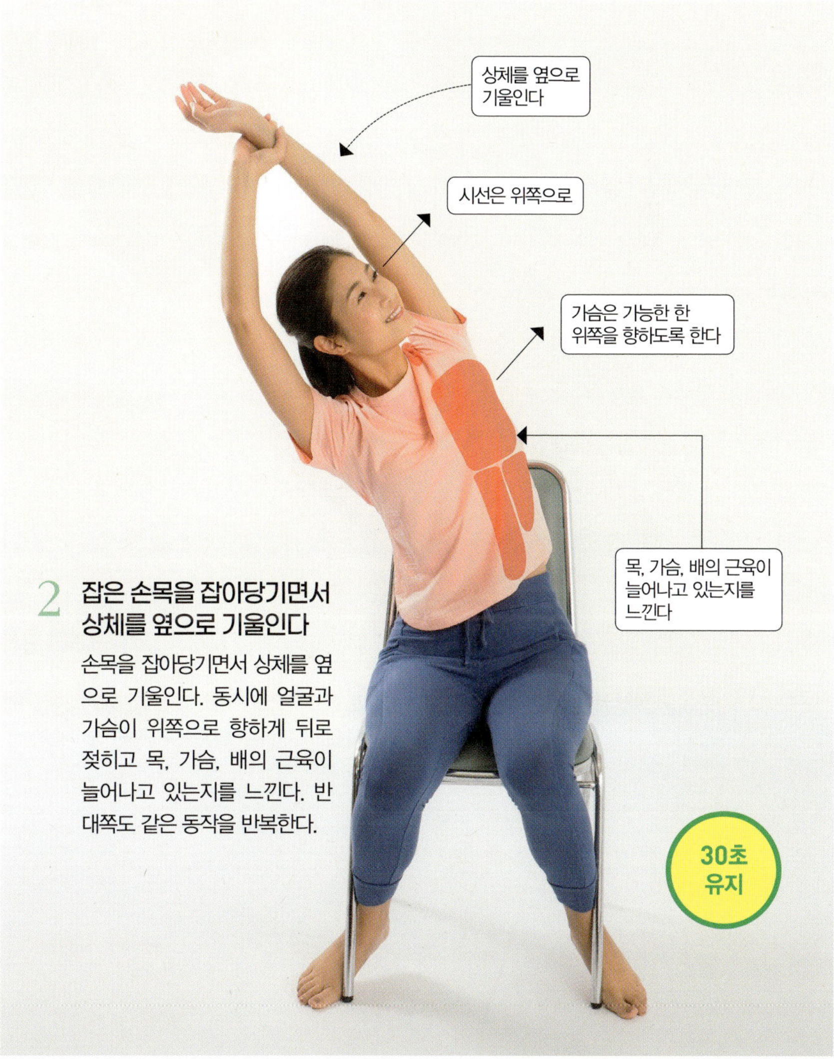

어깨 · 목 결림

상체를 옆으로 기울인다

시선은 위쪽으로

가슴은 가능한 한 위쪽을 향하도록 한다

목, 가슴, 배의 근육이 늘어나고 있는지를 느낀다

2 잡은 손목을 잡아당기면서 상체를 옆으로 기울인다

손목을 잡아당기면서 상체를 옆으로 기울인다. 동시에 얼굴과 가슴이 위쪽으로 향하게 뒤로 젖히고 목, 가슴, 배의 근육이 늘어나고 있는지를 느낀다. 반대쪽도 같은 동작을 반복한다.

30초 유지

통증과 결림이 생기지 않는 자세란?

어깨 결림이나 목 결림은 자세에 큰 영향을 받는다. 근육이나 골격에 부담을 주지 않고 통증이 생기지 않는 자세는 16페이지에서 소개했듯이 옆에서 봤을 때 귀와 어깨와 복사뼈가 거의 일직선상에 있는지가 기준이 된다. 이 균형이 잘 잡혀 있으면 무거운 머리도 전신의 골격으로 확실히 지탱하는 상태가 되어 골반도 제대로 서 있게 되고 무릎이 펴지는 바른 자세를 취할 수 있다.

그러나 아무리 바른 자세라도 장시간 움직이지 않는 것은 좋지 않다. 서 있든 앉아 있든 마찬가지인데, 같은 자세를 계속 취하면 같은 근육만 사용하게 되므로 사용하지 않는 근육이 점점 굳으면서 유연성을 잃고 말기 때문이다.

또 같은 자세를 계속 유지하면 혈류에도 좋지 않다. 근육은 움직일 때 비로소 혈액 펌프 기능을 다 하기 때문이다. 가만히 있으면 근육을 사용하지 않는 상태를 유지하게 되므로 혈행이 극단적으로 나빠진다.

적어도 1시간에 한 번씩은 걷거나 스트레칭을 하는 등 반드시 몸을 움직여 주자. 그러면 근육과 관절의 유연성이 유지되고 통증이나 결림이 생기지 않는 몸이 된다.

PART 2

아픈 허리를 튼튼하게 살리는 1분 스트레칭

반복되는 허리 통증으로 고민하는 사람이 적지 않죠. 이번 장에서는 일상생활에서 요통을 예방할 수 있는 1분 스트레칭을 소개하고자 합니다. 통증이 생기기 전 '몸이 좀 찌뿌둥하고 불편한데…'라는 생각이 들 때 바로 움직여 주세요.

요통에 효과적인 방법

요통은 국민 질환이라고 불릴 만큼이나 환자 수가 많고, 반복해서 재발하기 때문에 움직이기조차 무서워하다가 심신 질환까지 이어지는 경우도 적지 않은 증상이다.

앞서 언급했듯이 요통의 원인도 근육 약화에서 시작된다. 엉덩이에 있는 '중둔근'이 굳으면서 고관절의 움직이는 영역이 좁아지거나 허벅지 뒤쪽의 '햄스트링'이 굳어서 골반의 움직임을 저해하거나 '복횡근'이 느슨해지면 등뼈를 받쳐줄 수 없게 된다. 이 중 한 부위가 안 좋아지거나 모든 부위가 복합적인 원인이 되어 등뼈부터 허리 주변 골격에 부담을 가하고 연골을 닳게 하거나 신경을 압박하여 괴로운 통증이 발생한다. 통증이 있을 때마다 염증을 억제하는 치료를 진행하더라도 여전히 근육을 받쳐줄 수 없는 상태라서 머지않아 또 요통이 생기고 만다.

염증이 사라져서 움직일 수 있게 되었다면 다음 페이지에서 소개하는 스트레칭을 따라 하며 근육의 유연성을 되찾아 재발 예방의 첫걸음을 내디뎌 보자. 단, 통증이 아직 남아 있을 때는 반드시 자제해야 한다. 우선은 염증을 없애고 움직일 수 있을 때 통증이 느껴지지 않는 범위 내에서 몸을 움직여야 한다.

집중해야 할 부위!

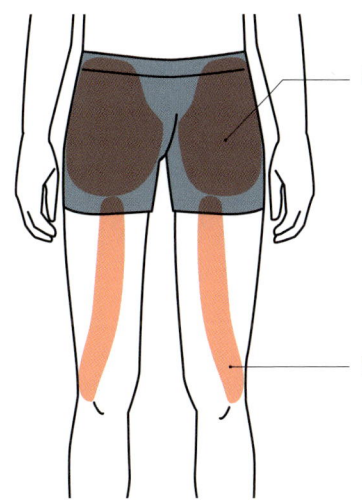

① 엉덩이 근육을 이완시킨다

요통이 있을 때는 엉덩이 상부에 있는 '중둔근'이 단단해져 있는 경우가 대부분이다. 중둔근은 고관절의 움직임이나 골반 안정화에 관여하므로 요통 발생과 관련이 있을 가능성이 높다. 따라서 반드시 중둔근의 유연성을 되찾아야 한다.

② 허벅지 뒤쪽 근육을 이완시킨다

엉덩이 아래부터 무릎 아래까지 뒤덮고 있는 근육군인 '햄스트링'이 굳으면 연결된 골반의 움직임을 저해하여 허리에 부담을 주게 된다.

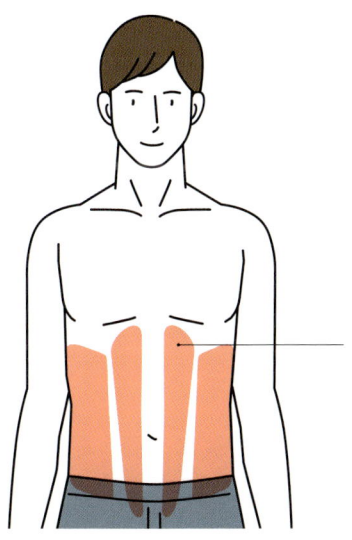

③ 복부 근육을 이완시킨다

복근은 허리를 받쳐주고 내장의 위치를 고정해주는 천연 코르셋이다. 기능이 약해지면 허리를 받쳐주는 힘을 잃고 내장이 아래로 처지고 만다. 확실히 이완시켜서 제 기능을 할 수 있게 해보자.

1 수축된 엉덩이 근육을 이완시킨다

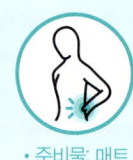

• 준비물: 매트

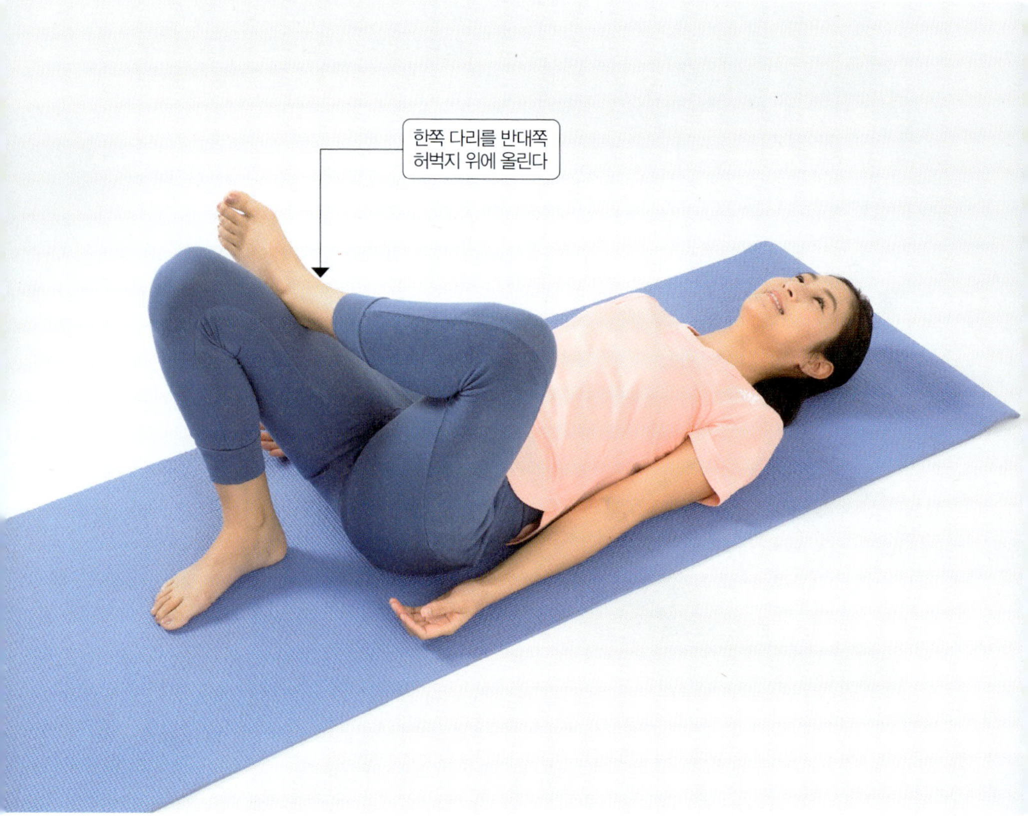

한쪽 다리를 반대쪽 허벅지 위에 올린다

1 위를 보고 누워서 무릎을 세우고 허벅지에 발을 얹는다

위를 보고 누워서 한쪽 무릎을 세우고 반대쪽 발을 허벅지 위에 올린다.

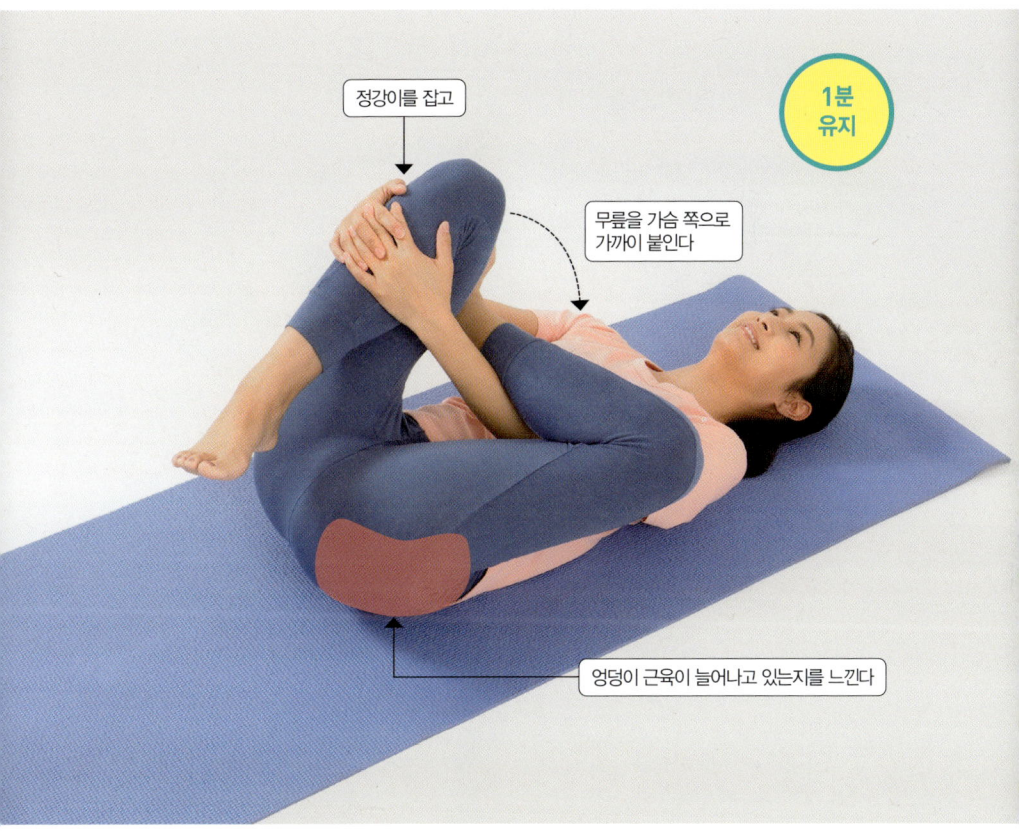

2. **한쪽 정강이를 양손으로 감싸서 가슴 쪽으로 당긴다**

무릎을 세운 쪽 다리의 정강이를 양손으로 잡은 후, 가능한 한 가슴과 가까워지도록 당겨서 자세를 유지한다. 허벅지에 올린 다리 쪽 엉덩이 근육이 늘어나고 있는지를 의식하면서 동작을 취해보자. 반대쪽도 같은 동작을 반복한다.

2. 수축된 허벅지 뒤쪽 근육을 이완시킨다

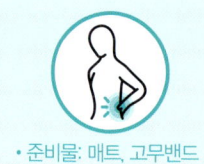

• 준비물: 매트, 고무밴드

1. 위를 보고 누워서 한쪽 발바닥에 고무밴드를 건다

위를 보고 누워서 한쪽 다리는 곧게 뻗어서 바닥에 두고 반대쪽 다리는 들어서 발바닥에 고무밴드를 건다. 양손으로 고무밴드가 느슨해지지 않도록 잡고 양팔을 겨드랑이에 붙인다.

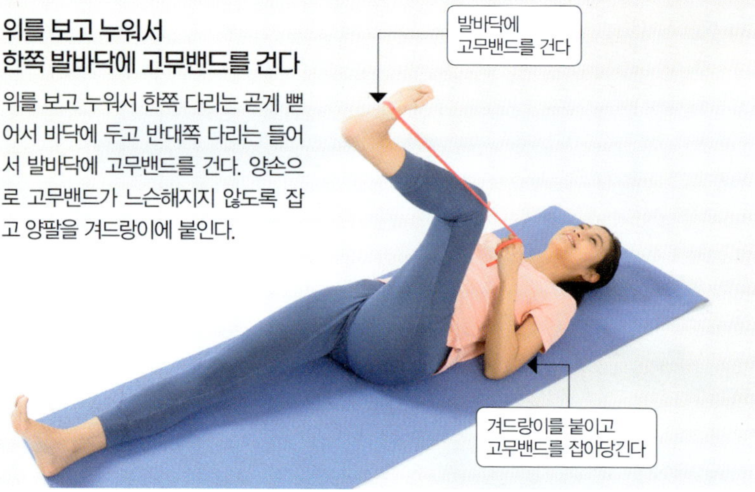

- 발바닥에 고무밴드를 건다
- 겨드랑이를 붙이고 고무밴드를 잡아당긴다

2. 뒤꿈치를 수직 방향으로 밀어 올린다는 생각으로 무릎을 편다

고무밴드를 꽉 쥔 채로 무릎을 펴서 뒤꿈치를 위를 향해 밀어 올린다.

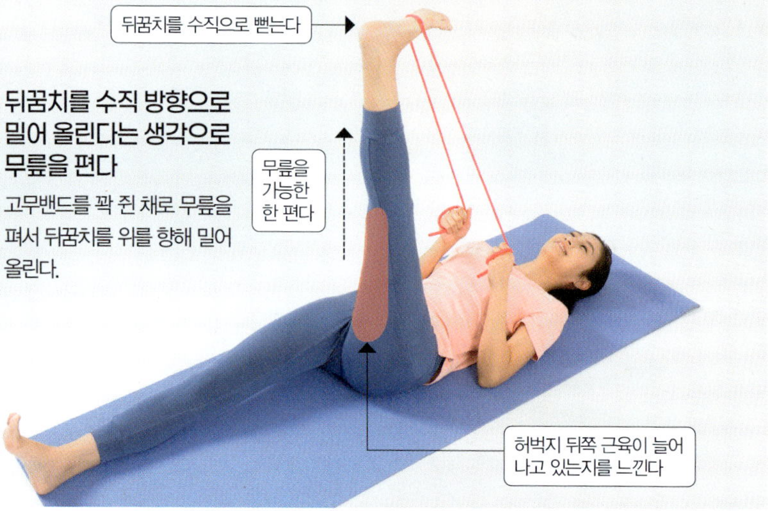

- 뒤꿈치를 수직으로 뻗는다
- 무릎을 가능한 한 편다
- 허벅지 뒤쪽 근육이 늘어나고 있는지를 느낀다

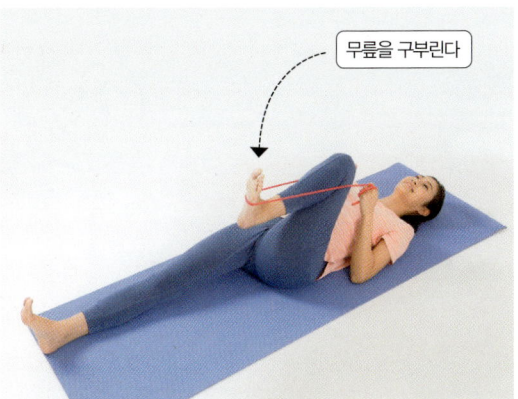

무릎을 구부린다

3 무릎을 구부린다
밀어 올렸던 뒤꿈치를 내리고 무릎을 확실히 구부린다.

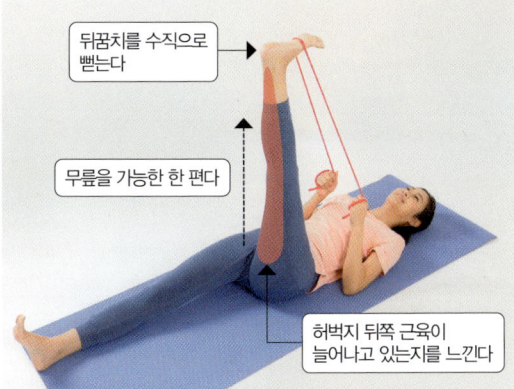

뒤꿈치를 수직으로 뻗는다

무릎을 가능한 한 편다

허벅지 뒤쪽 근육이 늘어나고 있는지를 느낀다

4 다시 무릎을 편다
다시 한번 무릎을 펴고 뒤꿈치를 위로 향해 밀어 올린다.

1~5번 10회

5 다리를 편 상태로 안쪽으로 기울인다
4번에서 다리를 곧게 편 상태 그대로 안쪽으로 천천히 기울여준다. 무릎은 구부리지 말고 어깨가 뜨지 않도록 주의한다. 허벅지 뒤쪽 근육과 엉덩이 근육이 늘어나고 있는지를 의식하면서 동작을 취해보자. 반대쪽도 같은 동작을 반복한다.

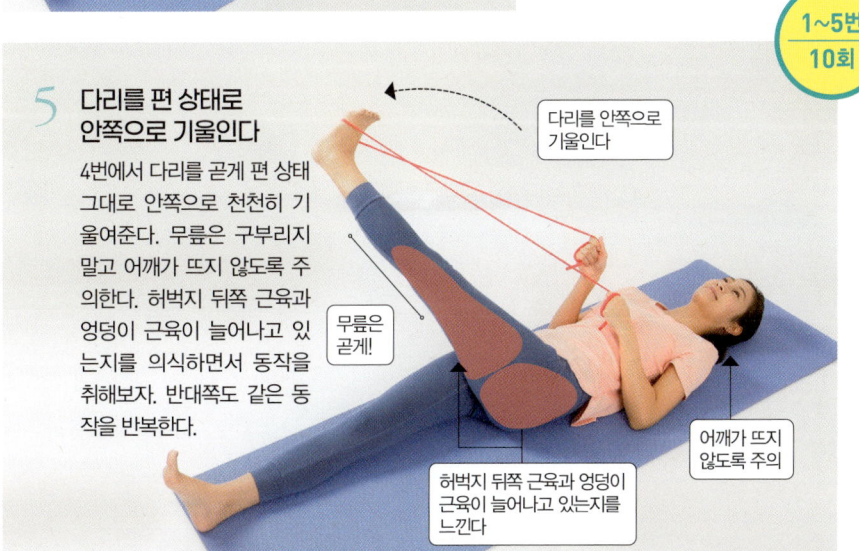

다리를 안쪽으로 기울인다

무릎은 곧게!

허벅지 뒤쪽 근육과 엉덩이 근육이 늘어나고 있는지를 느낀다

어깨가 뜨지 않도록 주의

3 수축된 복부 근육을 이완시킨다

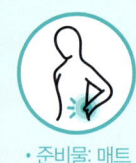

• 준비물: 매트

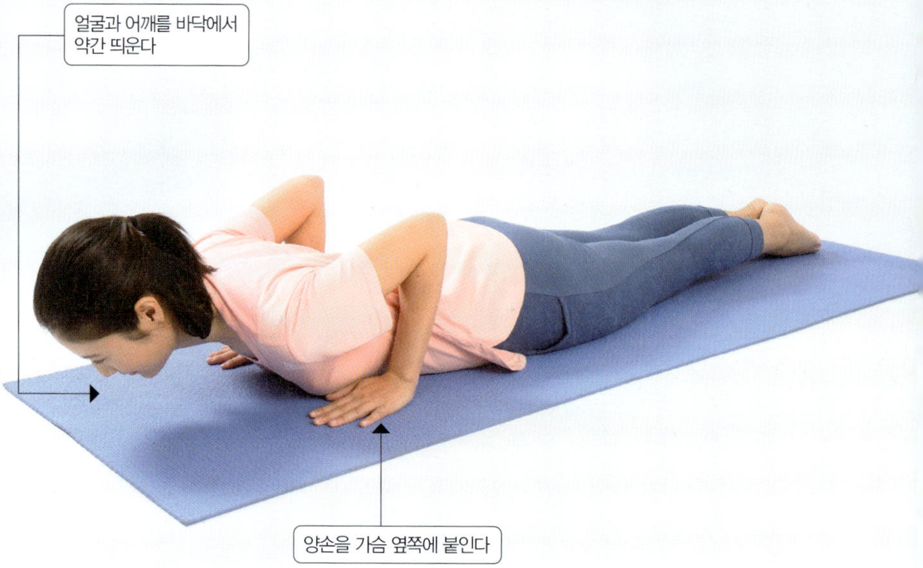

얼굴과 어깨를 바닥에서
약간 띄운다

양손을 가슴 옆쪽에 붙인다

1 엎드린 후 양손을 가슴 옆쪽에 둔다

엎드린 후 양손을 가슴 옆쪽에 붙이고 바닥을 짚는다. 바닥에
서 얼굴과 어깨를 살짝 띄운다.

절대 금물!

몸의 앞쪽과 뒤쪽 근육은 연동되어 있어서 항상 등을 구부린 자세로 있으면 등 근육은 잡아당겨진 상태, 복부 근육은 느슨해진 상태가 된다. 일상생활에서 등 근육을 곧게 펴고 있으면 항상 등과 복부 근육을 균형 있게 사용할 수 있다.

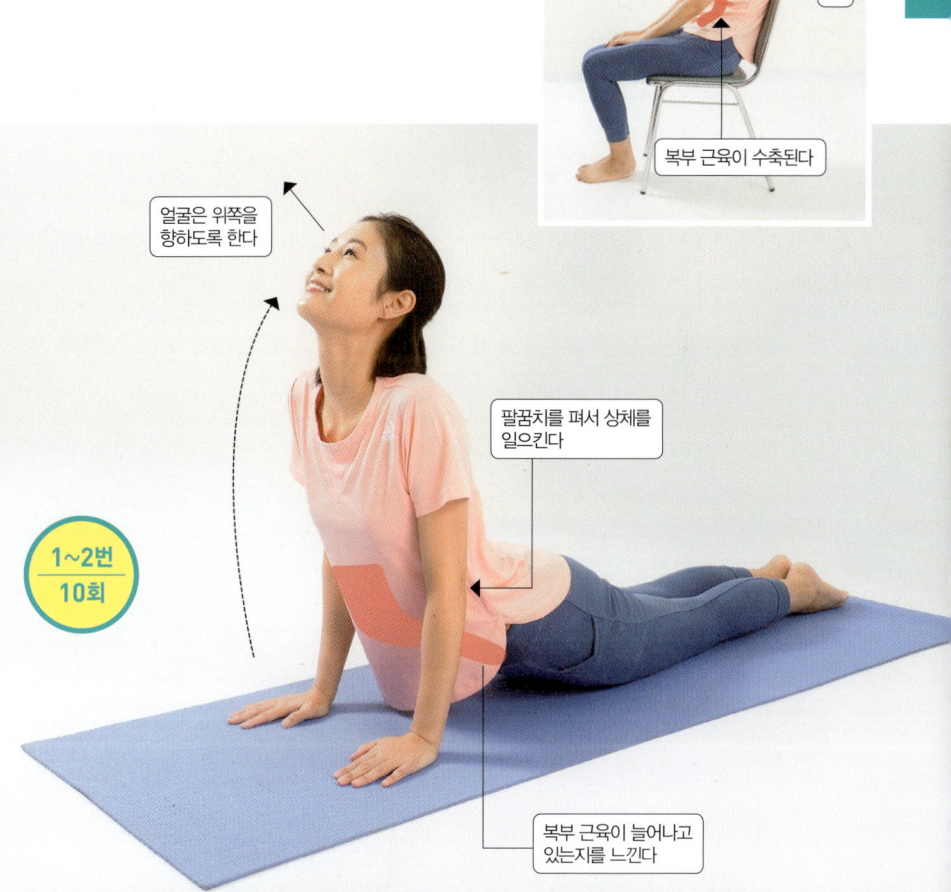

2 **팔꿈치를 펴서 상체를 일으킨다**

팔꿈치를 천천히 펴면서 상체를 일으켜 뒤로 젖힌다. 얼굴을 들고 시선은 위쪽을 향하도록 하고 복부 근육이 늘어나고 있는지를 의식하면서 동작을 취한다.

급성 요통에 효과적인 방법

갑자기 나타나는 급성 요통('허리 염좌'라고도 불린다)이 반복되는 사람의 경우 대부분 고관절 주변 근육과 관절이 경직되어 있다. 장시간 책상에 앉아서 일하면 고관절 주변을 움직이지 않아 경직되고 허리의 추간관절*과 근육, 근막 등에 계속해서 하중이 가해지는데, 이것이 발단이 된다.

급성 요통을 예방하려면 고관절 주변을 풀어주는 스트레칭을 해보자. 다리를 넓게 벌려서 고관절 주변을 열어주고 양옆으로 몸을 움직여서 선골**을 풀어준다. 익숙해졌을 때는 의자 없이 하면 더 큰 효과를 볼 수 있다.

* 척추 추골 사이에 있는 관절
** 골반 중심에 있으며, 척주를 구성하는 척추 중에서 가장 크다. 천골이라고도 불린다

집중해야 할 부위!

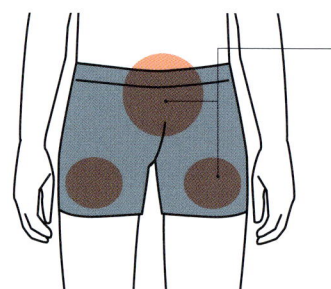

고관절 주변을 풀어준다

장시간 앉아 있는 자세 때문에 다리의 뿌리 부분에 있는 고관절이 경직되면 그 부위를 지탱하는 근육과 인대까지 굳어 몸의 안정성을 위협한다. 급성 요통은 이를 알리는 가장 큰 신호다. 유연성을 되찾아 예방해보자.

1 경직된 고관절 주변을 풀어준다

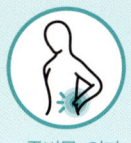

• 준비물: 의자

요통

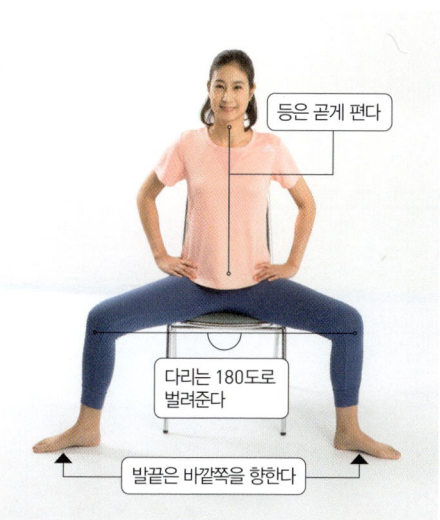

- 등은 곧게 편다
- 다리는 180도로 벌려준다
- 발끝은 바깥쪽을 향한다

1 의자에 가볍게 걸터앉아 다리를 180도로 벌려준다

등을 곧게 펴고 의자에 가볍게 걸터앉아 가능한 한 다리를 벌린다. 이때 발끝이 바깥쪽을 향하도록 한다. 양손은 허리에 얹는다.

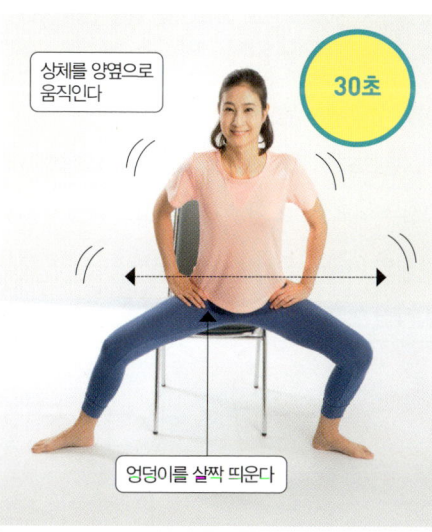

- 상체를 양옆으로 움직인다
- 30초
- 엉덩이를 살짝 띄운다

2 허리와 엉덩이를 살짝 띄워서 양옆으로 몸을 움직인다

1번 자세를 유지한 상태에서 엉덩이를 살짝 띄워서 양옆으로 몸을 움직인다. 처음에는 동작을 작게 하다가 서서히 동작을 크게 해보자.

ADVICE 2

'다리 떨기'를 하면 점점 건강해진다?!

통증이나 결림을 마사지로 풀어주면 아주 시원하다. 하지만 강도 조절에 실패하여 세게 주무르면 모세혈관에 상처를 입어 오히려 근육이 굳는 경우가 드물지 않다. 전문가로서 부상이 있을 때 강하게 주무르거나 압박하는 등의 마사지는 권장하지 않는다. 앞서 계속해서 언급했듯이 직접 몸을 움직여서 관리해야 근본적인 문제를 해결할 수 있다.

하지만 '또 통증이 나타날까 봐 몸을 움직이기 무섭다'라거나 '스트레칭은 시간이 걸리고 귀찮아서 못하겠어'라고 생각하는 분도 있을 수 있다. 그런 분들에게 '그럼 다리 떨기 정도는 가능

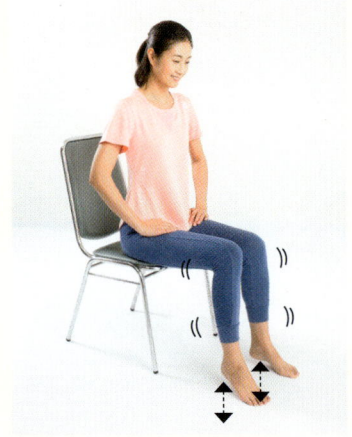

상하좌우로 흔들흔들, 덜덜 떨며 움직일 때마다 혈관이 깨어난다!

하시죠?'라고 묻고는 한다. 다리 떨기는 겉보기에는 그다지 좋아 보이지 않지만, 미세하게 다리를 상하좌우로 흔들기만 해도 모세혈관을 자극하는 매우 효과적인 틈새 운동이다. 평소 운동이 어렵게 느껴진다면 우선 다리 떨기부터 시작해 보면 어떨까. 모세혈관을 자극하면 근육도 활성화되면서 점차 몸을 움직이는 일에 저항감이 사라질 수 있다.

PART
3

굳은 어깨를 유연하게 살리는 1분 스트레칭

사십견, 오십견 등 어깨 관절 염증의 전조 증상은 만성적인 어깨 결림이며 원인이 되는 근육은 가슴, 옆구리, 등 근육입니다. 이 부위를 우선 이완시킨 후 어깨 주변 근육을 세심하게 관리합시다.

사십견·오십견에 효과적인 방법

사십견, 오십견은 말 그대로 40대 이후에 많이 발생하는 어깨 관절 주변의 염증을 말한다. 어깨에 부담이 가해지는 이유는 27페이지의 어깨 결림에서 설명했듯이 수축된 가슴과 옆구리 근육이 어깨를 잡아당기면서 부담이 가해지기 때문이다. 동시에 가슴과 옆구리 근육이 수축되어 있다는 것은 등이 둥글게 굽어 있다는 의미이다. 따라서 해결법은 어깨 결림과 마찬가지로 수축된 가슴과 옆구리 근육을 이완시키고 등 주변 근육을 수축시키는 것이다.

  시험 삼아 왼손으로 오른쪽 가슴부터 옆구리를 꽉 누른 상태에서 오른팔을 들어보자. 팔을 들어올리기 매우 힘들다는 사실을 깨닫고 '가슴과 옆구리 근육이 수축되면 팔이 잘 올라가지 않는다'라는 점을 단번에 이해할 수 있을 것이다. 이런 상태에서 무리하게 팔을 움직이려고 하면 어깨 근육과 관절에 통증이 생길 수밖에 없다.

  큰 근육을 풀어준 후 어깨 안쪽의 작은 근육을 풀어주는 관리법도 소개하고자 한다. 집중해야 할 부위는 어깨의 표면을 뒤덮고 있는 삼각근 안쪽의 '회전근개'라는 근육군이다. 팔을 들고 내리거나 돌리는 동작에 관여하며 쉽게 손상을 입는 근육군으로 알려져 있으니 반드시 염증이 가라앉고 통증이 사라진 후에 관리법을 실천하길 바란다.

집중해야 할 부위!

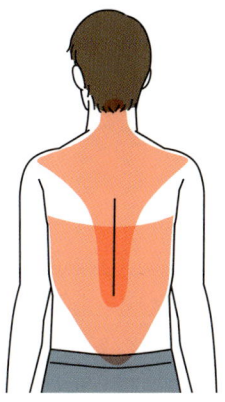
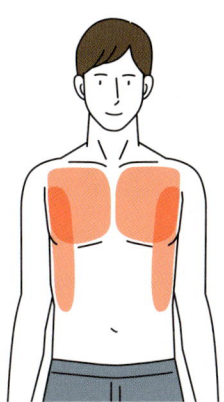

❶ 가슴 근육과 옆구리 근육을 이완하고 수축시킨다

어깨 통증에서 집중해야 할 곳은 27페이지에서 설명했던 어깨 결림의 원인이 되었던 근육과 같다. 즉 가슴 주변의 소흉근과 대흉근, 옆구리 주변의 늑간근이다. 해당 근육이 수축되면 어깨에 부담이 가해진다. 마찬가지로 이완된 등 근육도 수축해야 한다.

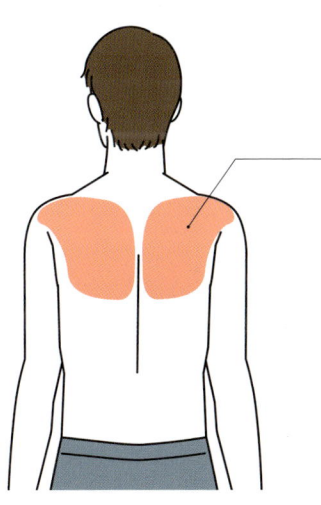

❷ 어깨 주변 근육을 이완시킨다

어깨 심층부에 있는 작은 근육의 집합인 '회전근개'의 경직도 통증이 발생하는 원인이 된다. 가벼운 범위 내에서 움직여서 굳은 근육을 풀어보자.

1 가슴 근육과 옆구리 근육을 이완하고 수축시킨다

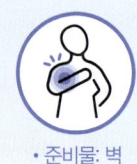

• 준비물: 벽

1 가슴 근육을 이완시킨다 (28~29페이지)

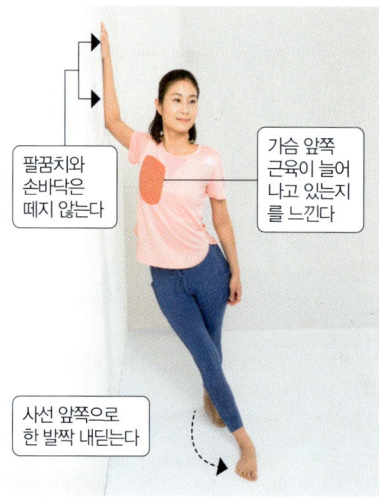

- 팔꿈치와 손바닥은 떼지 않는다
- 가슴 앞쪽 근육이 늘어나고 있는지를 느낀다
- 사선 앞쪽으로 한 발짝 내딛는다

2 옆구리 근육을 이완시킨다 (30~31페이지)

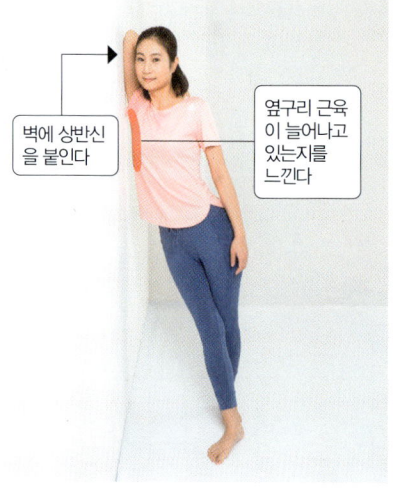

- 벽에 상반신을 붙인다
- 옆구리 근육이 늘어나고 있는지를 느낀다

3 등 주변 근육을 수축시킨다 (32~33페이지)

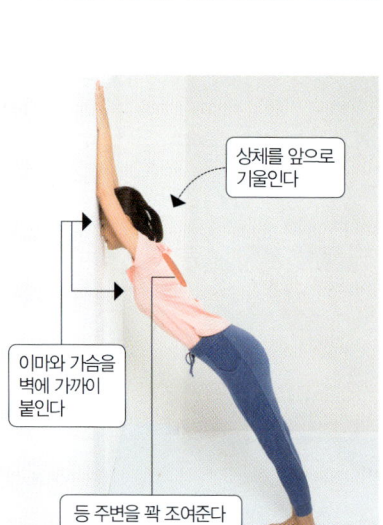

- 상체를 앞으로 기울인다
- 이마와 가슴을 벽에 가까이 붙인다
- 등 주변을 꽉 조여준다

2. 수축된 어깨 주변 근육을 이완시킨다 ①

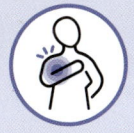

• 준비물: 고무밴드

사십견 · 오십견

1 고무밴드로 등을 감싼 후 양손으로 잡는다

고무밴드로 등을 감싼 후 양쪽 끝을 각각 잡는다. 한쪽 손은 허리에 대고 반대쪽 손은 겨드랑이를 붙인 후 엄지를 위로 향하게 하여 아래팔을 옆으로 뻗는다. 이때 고무밴드가 팔꿈치 뒤를 지나가는지를 확인한다.

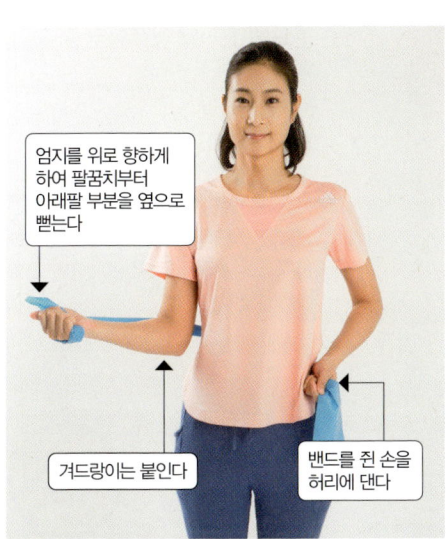

- 엄지를 위로 향하게 하여 팔꿈치부터 아래팔 부분을 옆으로 뻗는다
- 겨드랑이는 붙인다
- 밴드를 쥔 손을 허리에 댄다

뒤에서 봤을 때 ↓

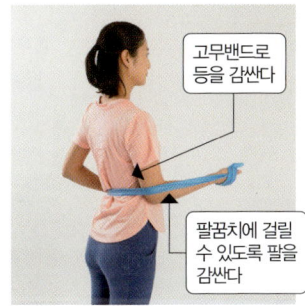

- 고무밴드로 등을 감싼다
- 팔꿈치에 걸릴 수 있도록 팔을 감싼다

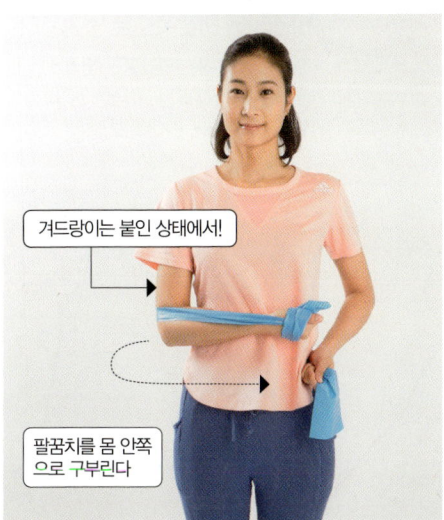

- 겨드랑이는 붙인 상태에서!
- 팔꿈치를 몸 안쪽으로 구부린다

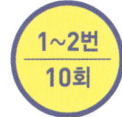

1~2번 10회

2 팔꿈치를 몸 안쪽으로 구부린다

겨드랑이를 확실히 붙인 상태에서 팔꿈치와 아래팔을 안쪽으로 움직인다. 반대쪽도 같은 동작을 반복한다.

3 수축된 어깨 주변 근육을 이완시킨다 ②

• 준비물: 고무밴드

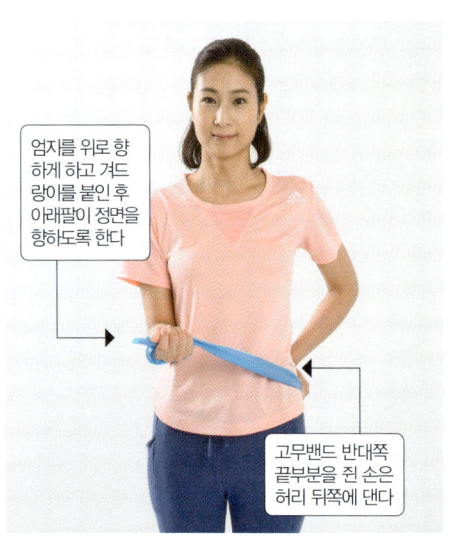

엄지를 위로 향하게 하고 겨드랑이를 붙인 후 아래팔이 정면을 향하도록 한다

고무밴드 반대쪽 끝부분을 쥔 손은 허리 뒤쪽에 댄다

1. 고무밴드가 몸 앞쪽으로 오도록 양손에 쥔다

고무밴드가 몸 앞쪽으로 오도록 양손으로 고무밴드의 양쪽 끝을 쥔다. 한쪽 손은 허리 뒤쪽에 대고 반대쪽 팔은 팔꿈치를 직각으로 구부려 몸 정면을 향하도록 한다. 이때 겨드랑이는 붙이고 엄지와 나머지 손가락이 위를 향하게 한다.

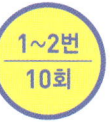

1~2번 10회

2. 아래팔을 바깥쪽으로 벌려준다

겨드랑이를 확실히 붙인 상태에서 팔꿈치부터 아래팔을 가능한 한 바깥쪽으로 벌려준다. 반대쪽도 같은 동작을 반복한다.

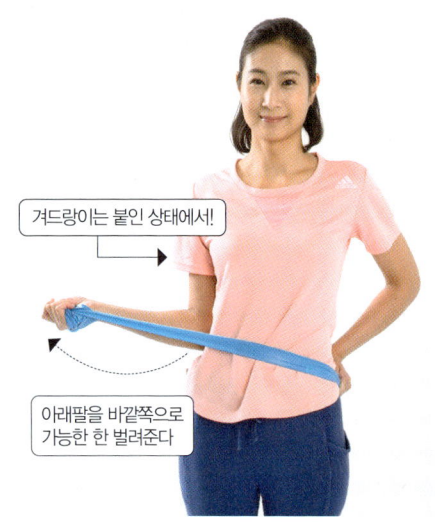

겨드랑이는 붙인 상태에서!

아래팔을 바깥쪽으로 가능한 한 벌려준다

아파서 못 하겠어! 라고 느껴질 때는 이렇게 해보세요!

사십견·오십견

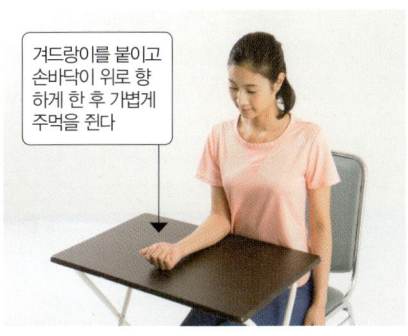

겨드랑이를 붙이고 손바닥이 위로 향하게 한 후 가볍게 주먹을 쥔다

1 책상 위에 아래팔을 얹는다
책상에 앉아 한쪽 아래팔 부분을 책상 위에 얹는다. 겨드랑이를 붙이고 손바닥이 위로 향하게 한 후 가볍게 주먹을 쥔다.

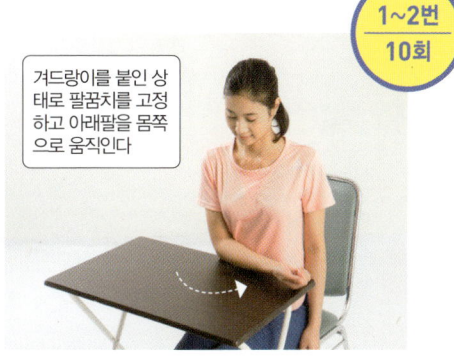

1~2번
10회

겨드랑이를 붙인 상태로 팔꿈치를 고정하고 아래팔을 몸쪽으로 움직인다

2 아래팔을 안쪽으로 움직인다
겨드랑이를 확실히 붙인 상태에서 아래팔을 몸쪽으로 움직인다. 반대쪽도 같은 동작을 반복한다.

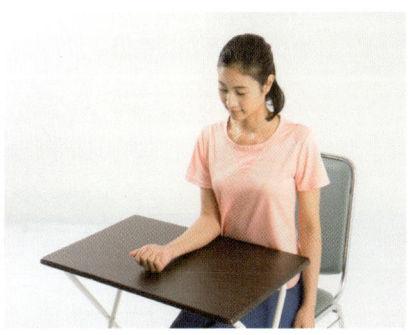

3 1번 자세로 되돌아간다

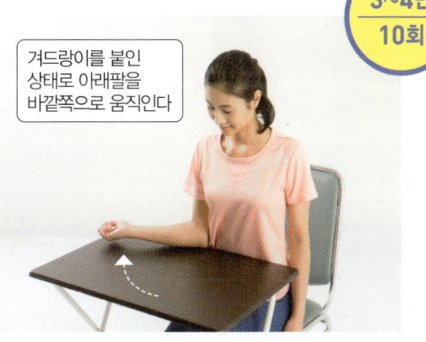

3~4번
10회

겨드랑이를 붙인 상태로 아래팔을 바깥쪽으로 움직인다

4 아래팔을 바깥쪽으로 움직인다
겨드랑이를 확실히 붙인 상태에서 아래팔을 바깥쪽으로 움직인다. 반대쪽도 같은 동작을 반복한다.

4 수축된 어깨 주변 근육을 이완시킨다 ③

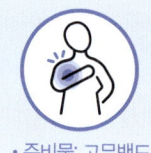

• 준비물: 고무밴드

1 고무밴드 한쪽 끝을 발로 밟고 반대쪽 끝을 손으로 쥔다

고무밴드 한쪽 끝을 발로 밟고 밴드가 너무 느슨하지도 너무 팽팽하지도 않은 정도로 반대쪽 끝을 손으로 쥔다.

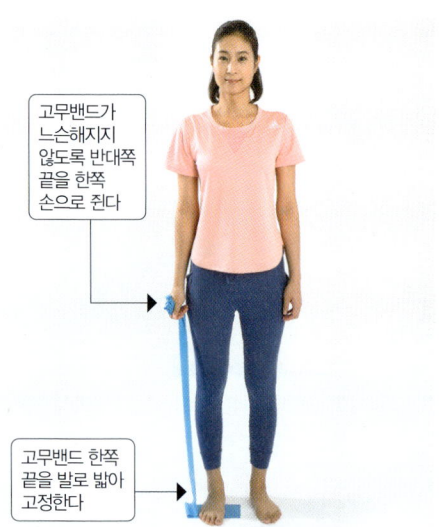

고무밴드가 느슨해지지 않도록 반대쪽 끝을 한쪽 손으로 쥔다

고무밴드 한쪽 끝을 발로 밟아 고정한다

1~2번 10회

2 고무밴드를 쥐고 있는 팔을 어깨 높이까지 들어올린다

고무밴드를 쥔 손의 팔꿈치를 곧게 편 상태에서 옆쪽으로 어깨 높이까지 들어올린다. 반대쪽도 같은 동작을 반복한다.

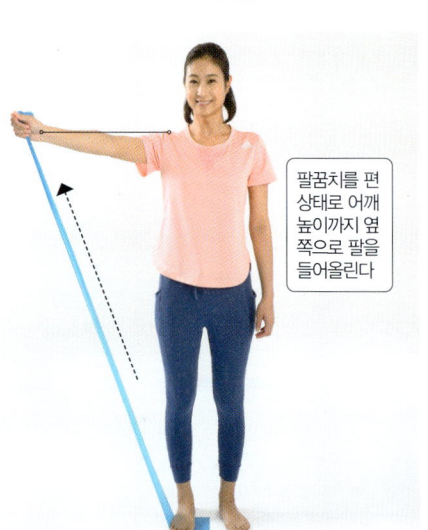

팔꿈치를 편 상태로 어깨 높이까지 옆쪽으로 팔을 들어올린다

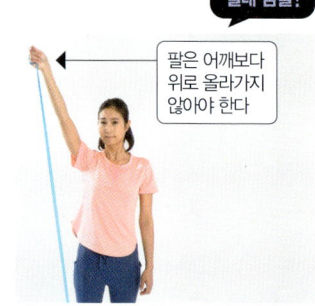

절대 금물!

팔은 어깨보다 위로 올라가지 않아야 한다

아파서 못 하겠어! 라고 느껴질 때는 이렇게 해보세요!

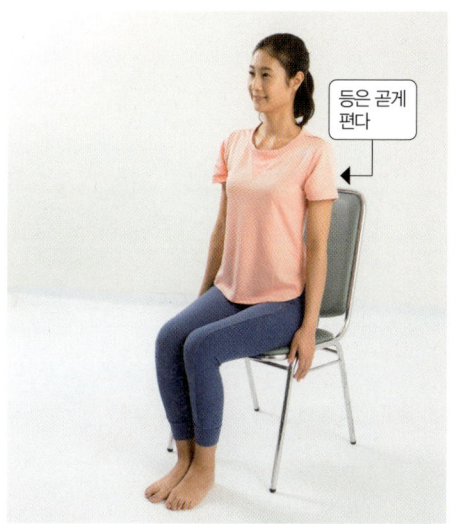

등은 곧게 편다

1 등을 곧게 펴고 의자에 앉는다

의자에 앉아 등을 곧게 펴고 양팔은 자연스럽게 내린다.

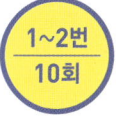

1~2번
10회

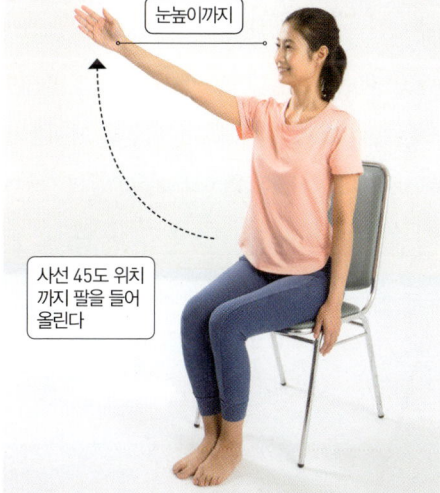

눈높이까지

사선 45도 위치까지 팔을 들어올린다

2 팔을 눈높이까지 들어올린다

한쪽 팔이 사선 45도가 되도록 눈높이까지 들어올린다. 반대쪽도 같은 동작을 반복한다.

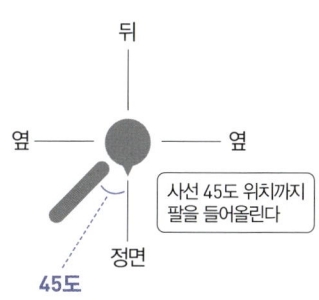

뒤 / 옆 / 옆 / 정면 / 45도 / 사선 45도 위치까지 팔을 들어올린다

통증이 있을 때 효과적인 냉찜질

스포츠 현장에서 선수가 연습 중 또는 연습 후에 통증을 호소할 때 운동 지도사는 곧바로 '냉찜질'을 진행한다. 아주 간단한 대처법이지만, 통증이 발생한 부분의 온도를 낮춰 염증을 줄이고 통증을 완화하거나 근육의 긴장을 풀어주는 데 효과가 있다. 프로 운동선수의 운동 후 냉찜질은 상식이 되었을 정도로 효과가 좋은 몸 관리법이다.

스트레칭을 진행한 후 또는 일상생활에서 조금이라도 위화감이나 통증을 느꼈을 때는 냉찜질하는 습관을 들여보길 바란다. 파스 같

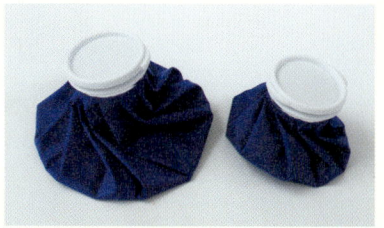

크기가 다양한 냉찜질팩

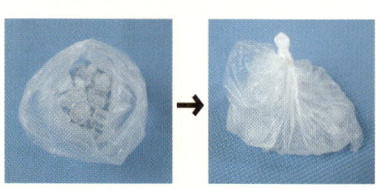

이중으로 겹친 일반 비닐봉지에 얼음을 넣고 단단히 묶어서 대체할 수 있다

은 소염 진통제도 좋지만, 자주 사용하면 피부에 발진이 생기는 사람도 많다. 냉찜질은 그러한 걱정이 없다. 운동 지도사가 사용하는 냉찜질팩은 방수가 되는 주머니 모양의 전용 기구(위 사진 참조)로 얼음을 몇 개 넣어 통증이 있는 부위에 통증이 가라앉을 때까지 대준다. 온라인에서도 쉽게 구입할 수 있으니 상비해두면 편리하다. 일반 비닐봉지를 이중으로 겹쳐서 얼음을 넣고 단단히 묶어서 사용해도 좋다.

PART
4

시큰한 손목을
부드럽게 살리는
1분 스트레칭

넘어지거나 부딪히는 등의 분명한 이유도 없이 손목에 통증이 느껴진다면 손목이나 아래팔, 어깨를 반복해서 혹사한 탓에 해당 근육들이 수축하면서 통증이 발생했을 가능성이 큽니다. 따라서 수축한 근육을 풀어주어야 효과를 볼 수 있습니다.

손목 통증에 효과적인 방법

깨어 있는 동안에 계속해서 혹사당하는 손은 다치거나 넘어지지 않아도 손목에 부담이 쌓이고 쌓여 돌연 통증으로 나타나는 경우가 많다. 손목 통증에는 그 주변의 작은 근육이 수축되고 단단해지는 것뿐만 아니라 위팔과 아래팔에 있는 여러 근육이 경직되는 것도 큰 원인이 된다.

  손목 통증은 팔 근육과 관련이 있다고 하면 이상하다고 생각할지도 모른다. 우리가 평상시에 움직이고 있다는 실감은 그다지 못하지만, 아래팔에는 손가락이나 손목을 움직일 때 사용하는 많은 종류의 근육이 있다. 손으로 무언가를 쥔 채로 돌리거나 물건을 움켜쥘 때, 손목을 구부릴 때 쓰는 근육 등 다양하게 작용하는 근육이 손목부터 팔꿈치에 걸쳐서 아래팔에 붙어 있다. 따라서 손목이나 손에 가해지는 부담이 아래팔의 수많은 근육에 전해져 해당 근육들까지 수축되고 굳을 수 있다.

  손목에 가해지는 부담이 아래팔에서 위팔로 전해지고 어깨 주변 근육, 특히 '상완삼두근'의 수축으로 이어져 어깨 통증을 함께 일으키는 사례도 적지 않다. 팔부터 손가락까지는 다양한 근육이 연계하여 정밀하게 움직이는 구조로 이루어져 있다. 따라서 손목뿐만 아니라 위팔, 아래팔까지 팔 전체를 함께 관리해야 한다.

집중해야 할 부위!

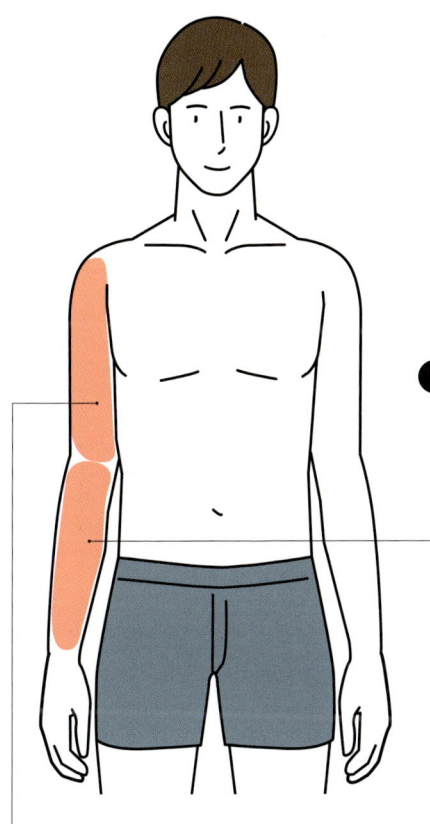

❶ 아래팔 근육을 풀어준다

손목부터 팔꿈치까지는 손목을 돌리거나 손목이나 손가락을 접었다 펴는 근육이 다수 존재한다. 이완시킬 일이 적어 쉽게 굳는 근육이므로 의식해서 스트레칭하는 기회를 늘려보자.

❷ 위팔 근육을 풀어준다

팔꿈치를 구부리고 펼 때 사용하는 상완삼두근*과 상완이두근** 그리고 아래팔 근육이 수축하면 팔꿈치를 움직이기 힘들고 위팔 근육들도 단단해진다. 그러니 손목, 아래팔과 함께 풀어주자.

* 위팔 뒤쪽에 있으며 팔꿈치 관절을 펴는 커다란 근육으로 위팔세갈래근이라고도 한다
** 위팔의 앞쪽에 있는 커다란 근육으로 이두박근, 위팔두갈래근이라고도 한다

1 수축된 아래팔 근육을 풀어준다

• 준비물: 의자

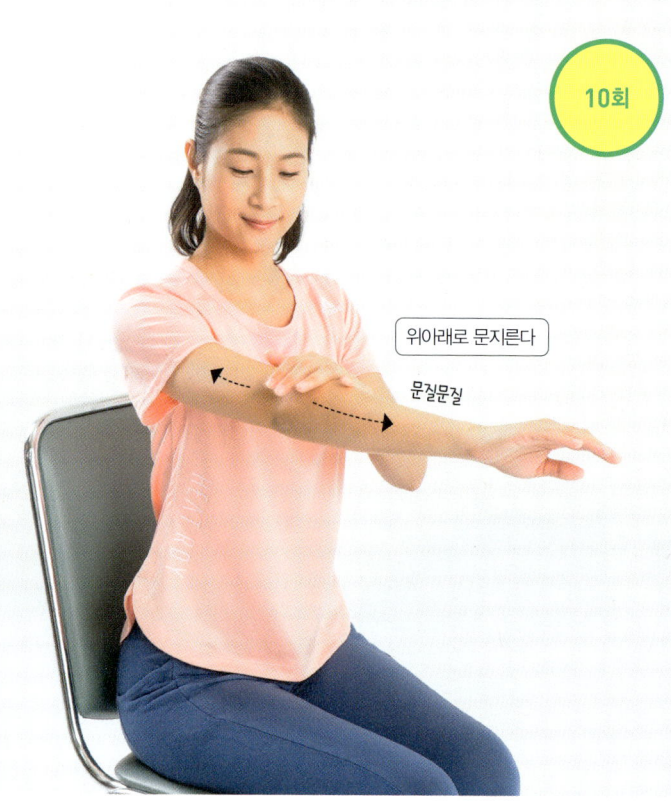

10회

위아래로 문지른다

문질문질

1 통증이 있는 쪽 손목의 팔을 위아래로 문지른다

냉기는 근육을 굳게 만드는 요인 중 하나다. 우선 손바닥으로 팔 전체를 위아래로 문질러서 혈행을 촉진하여 열기를 불어넣어 주자. 손부터 손목, 손목부터 아래팔, 아래팔부터 팔꿈치, 팔꿈치부터 위팔까지 세심하게 문질러보자.

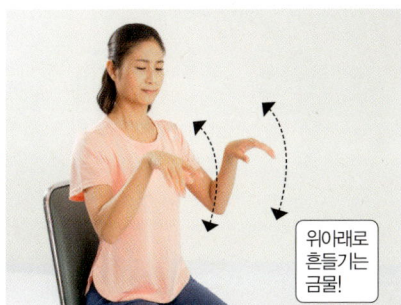

절대 금물!

손목을 위아래로 세차게 흔들면 관절에 강한 부담을 줄 수 있어 좋지 않다. 양옆으로 흔드는 것이 원칙.

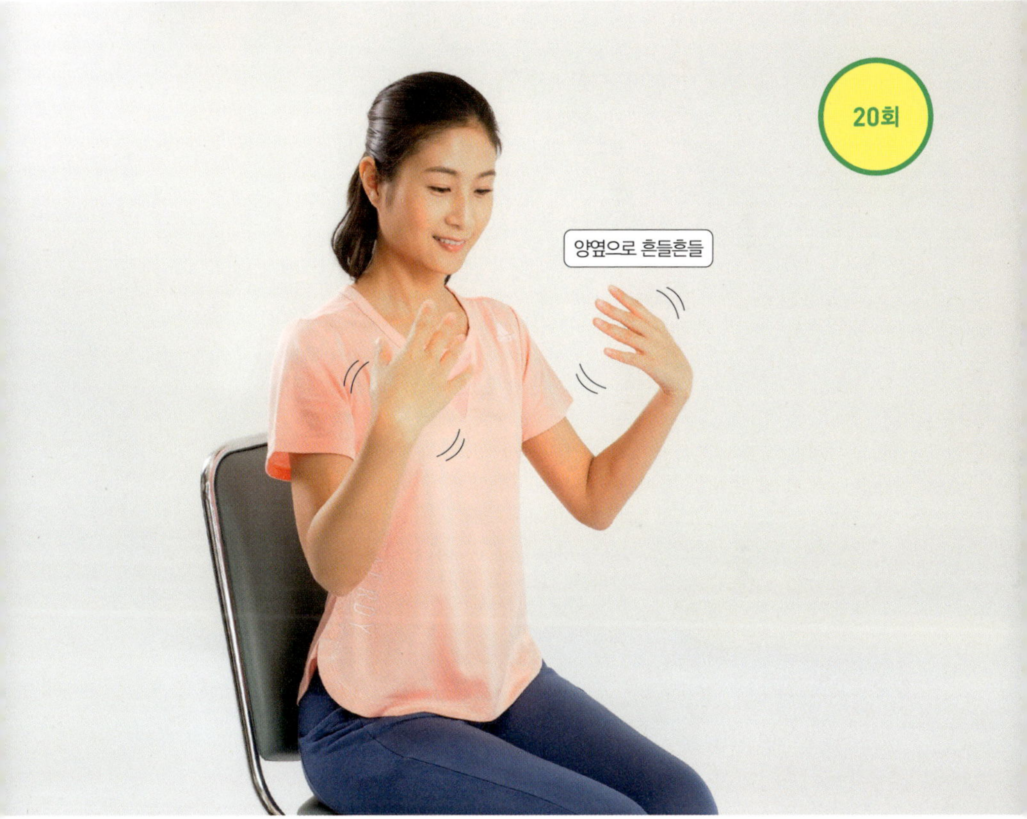

위아래로 흔들기는 금물!

손목 통증

20회

양옆으로 흔들흔들

2 손을 양옆으로 가볍게 흔든다

양쪽 손목을 양옆으로 흔들어서 혈행을 더욱더 촉진한다. 위팔 근육에 미세한 움직임이 전달되어 근육이 부드럽게 풀리는 것을 느낄 수 있다.

2 손목을 돌려 근육을 풀어준다

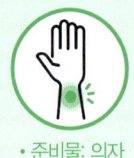

• 준비물: 의자

왼쪽, 오른쪽 각 10회

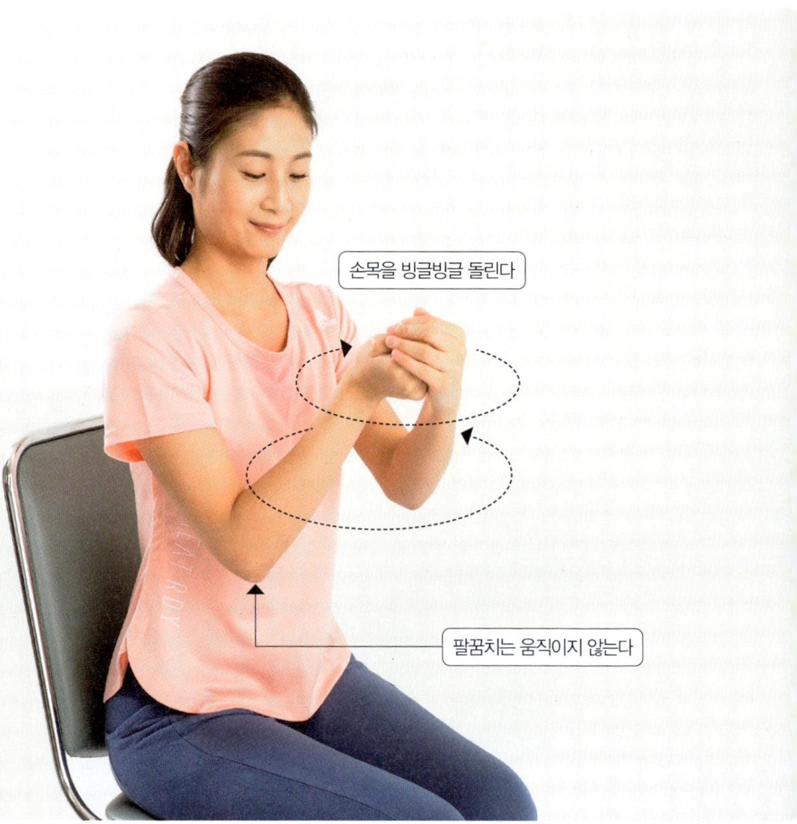

손목을 빙글빙글 돌린다

팔꿈치는 움직이지 않는다

한쪽 손을 잡거나 깍지를 낀 채로 손목을 돌린다

한쪽 손을 반대쪽 손으로 잡거나 깍지를 끼고 겨드랑이를 붙인 후 팔꿈치를 고정하여 천천히 손목을 돌린다. 처음에는 작게 돌리다가 서서히 크게 돌려보자. 반대쪽도 같은 동작을 반복한다.

3 수축된 위팔 근육을 풀어준다

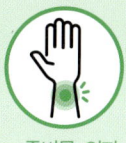

• 준비물: 의자

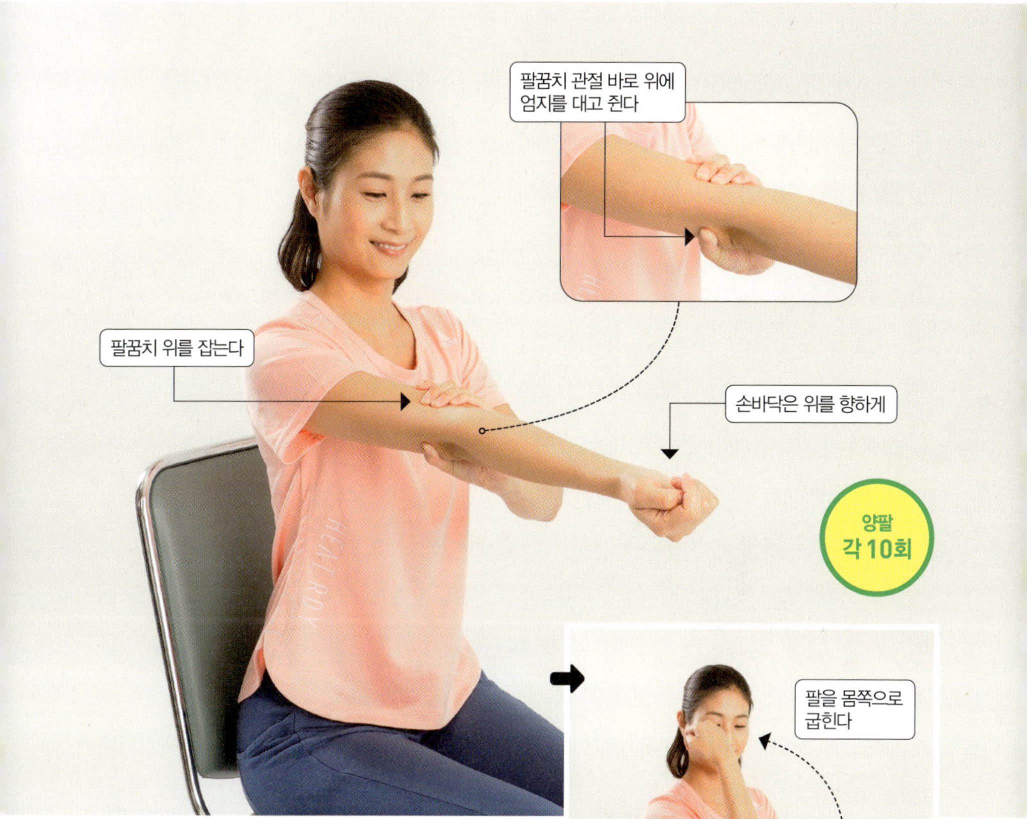

손목 통증

팔꿈치 관절 바로 위에 엄지를 대고 쥔다

팔꿈치 위를 잡는다

손바닥은 위를 향하게

양팔 각 10회

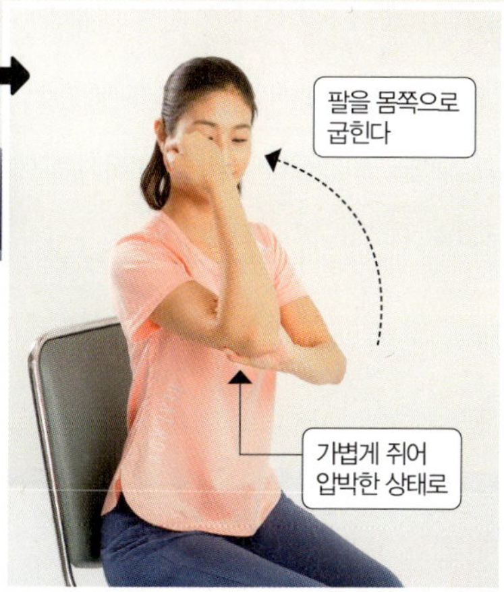

팔을 몸쪽으로 굽힌다

가볍게 쥐어 압박한 상태로

팔을 구부리고 편다

손바닥이 위로 향하게 팔을 앞으로 펴서 가볍게 주먹을 쥔다. 반대쪽 손의 엄지를 팔꿈치 관절 바로 위에 대고 나머지 네 손가락으로 팔꿈치 안쪽을 감싸듯이 쥔다. 팔꿈치를 가볍게 쥔 상태로 몸쪽으로 팔을 구부리고 편다. 반대쪽도 같은 동작을 반복한다.

초간단 두뇌 트레이닝! 에어 피아노

손장난하거나 피아노를 치면 뇌의 혈류가 향상된다거나 손가락을 움직여주면 뇌에 좋다는 이야기를 한번쯤 들어본 적이 있을 것이다. 실제로 병원에서 환자들에게 운동을 지도할 때 손끝을 많이 움직이는 방법을 지도한다. 휠체어를 타는 사람도 손가락은 어디에서든 자유롭게 움직일 수 있을 뿐만 아니라 체력을 소모하지 않고 두뇌를 단련할 수 있어 권한다.

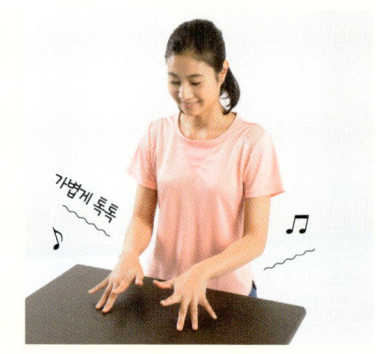

추천하는 운동법 중의 하나로 바로 '에어 피아노'이다. 양손의 손끝으로 식탁이나 책상 위를 가볍게 두드리듯이 움직여서 마치 피아노를 치는 것처럼 손가락을 움직이는 방법이다.

처음에는 양손 모두 똑같이 움직이다가 익숙해지면 서로 다른 손가락을 움직이거나 가능한 한 빠르게 움직일 수 있도록 의식해본다. 생각보다 어려워서 뇌가 단련되는 느낌을 받을 수 있을 것이다.

그 외에도 뜨개질이나 바느질처럼 손끝을 많이 사용하는 동작을 연습하면 뇌 나이를 젊게 유지하는 데 도움이 된다.

PART 5

지끈한 머리를 말끔하게 살리는 1분 스트레칭

감기도 걸리지 않았는데 평소에 만성 두통이 자주 나타난다면 얼굴이나 목 주변 근육의 긴장이 원인일 수 있습니다. '긴장성 두통'은 1분 스트레칭으로 근육을 풀어주어 완화할 수 있습니다.

두통에 효과적인 방법

책상에 앉아서 일하다가 문득 이를 악물고 있다는 사실을 깨달을 때가 종종 있을 것이다. 또는 취침 중 무의식적으로 이를 갈거나 이를 악무는 사람도 많은데 심한 경우에는 어금니가 상하기도 한다.

항상 이를 악물고 있으면 음식을 씹는 저작 활동에 사용되는 얼굴 근육이나 머리 근육, 턱관절에 과도한 부담이 가해져 두통이나 어깨 결림으로 이어지고는 한다. 이를 '긴장성 두통'이라 부르며 얼굴 전체가 꽉 조이는 듯한 통증이 특징이다.

이런 경우의 해결법은 입을 벌리거나 씹을 때 사용되는 얼굴과 머리에 있는 '저작근'을 풀어주는 것이다. 저작근으로는 측두부의 '측두근', 뺨에 있는 '교근'과 '내측익돌근', 위턱부터 귀까지 이어진 '외측익돌근', 이렇게 네 개의 근육이 있다. 또 턱 아래의 '설골근'이나 귀 주변에 있는 작은 '이개근'도 쉽게 굳으므로 동시에 풀어보자.

또 목 결림이 얼굴 및 머리 주변 근육의 혈액순환에 문제를 일으키고 두통의 원인이 되기도 한다. 목 양쪽 측면에 있는 '흉쇄유돌근'도 다음 페이지에서 소개하는 스트레칭으로 풀어주면 혈액순환 개선에 효과가 있으므로 꼭 시도해 보자.

집중해야 할 부위!

❶ 턱 근육을 풀어준다

귀 아래에는 '귀밑샘'이라는 침샘이 있고 그 아래로 얼굴을 움직이는 안면 신경이 지나간다. 귀 아래를 가볍게 마사지해서 얼굴 전체의 힘을 빼주면 긴장한 턱 근육을 자연스럽게 풀 수 있다.

❷ 머리 근육을 풀어준다

'측두근' 등의 큰 저작근이 집중되어 있는 얼굴 근육은 이 악물기 이외에 스트레스 등으로도 쉽게 긴장한다.

❸ 얼굴 근육을 풀어준다

뺨에 있는 '교근' 등의 저작근 외에 스트레스로 얼굴 전체의 표정근이 뻣뻣하게 굳는 경우도 많다. 표정근은 귀밑샘과 마찬가지로 부드럽게 만지기만 해도 이완되는 효과가 있다.

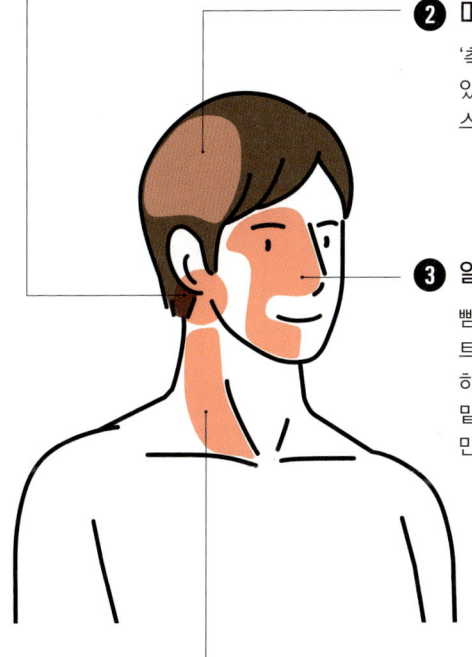

❹ 목 근육을 풀어준다

목 양쪽 측면에 있는 '흉쇄유돌근'은 쉽게 결리는 대표적인 근육이다. 목의 근육이 뭉쳐 혈액순환에 문제가 생기면 두통으로 이어지기도 하므로 함께 관리해두면 좋다.

1 긴장된 턱 근육을 풀어준다

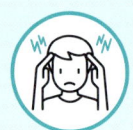

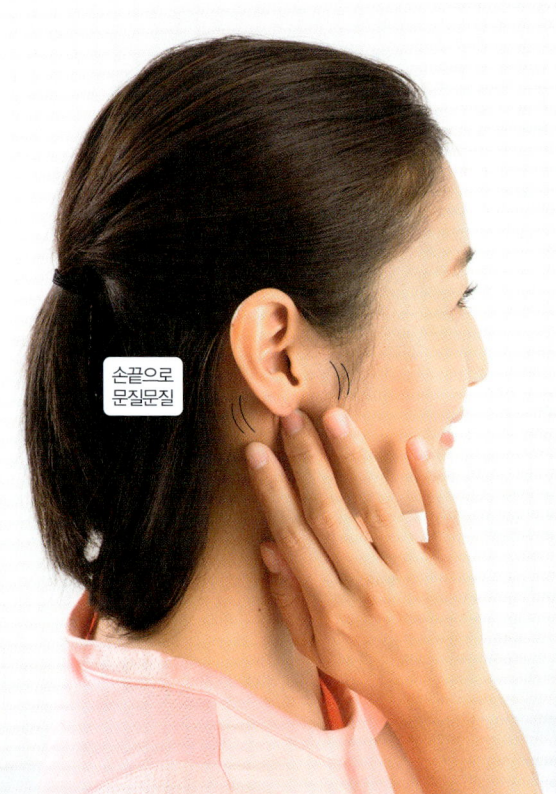

손끝으로
문질문질

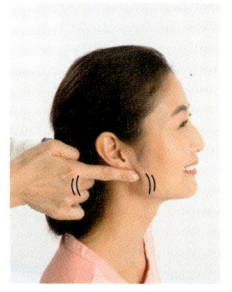

다른 사람이 해주면
효과가 높아진다!

얼굴과 머리의 스트레칭은 직접 하기보다는 다른 사람이 해주면 진정 효과가 더 크다. 부탁할 사람이 있다면 해달라고 하자.

30초

귓볼의 뿌리 부분을 손끝으로 문지른다

귓볼의 뿌리 부분에 중지를 아주 가볍게 댄 후, 앞뒤로 세심하게 흔들듯이 문지른다. 신경이 지나가는 섬세한 부분이므로 손가락을 아주 가볍게 대고 살살 문지르는 것이 비결이다. 턱의 힘이 쭉 빠진다.

2 수축된 머리 근육을 풀어준다

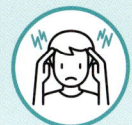

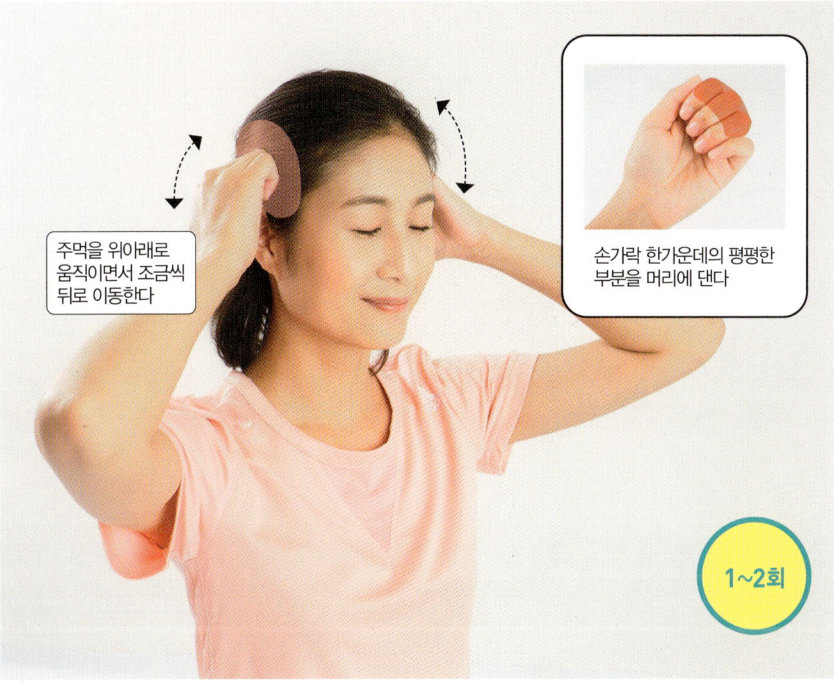

두통

주먹을 위아래로 움직이면서 조금씩 뒤로 이동한다

손가락 한가운데의 평평한 부분을 머리에 댄다

1~2회

주먹으로 측두부를 문지른다

양손으로 주먹을 쥐고 손가락 두 번째 관절의 평평한 부분을 관자놀이에 가볍게 댄 후 위아래로 문지른다. 몇 군데로 부위를 나눠서 조금씩 앞에서 뒤로 주먹을 움직이며 기분이 좋을 정도의 세기로 문질러준다.

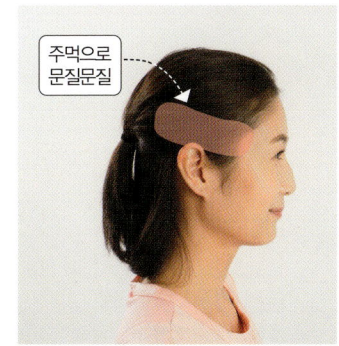

주먹으로 문질문질

3 긴장된 얼굴 근육을 풀어준다

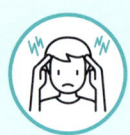

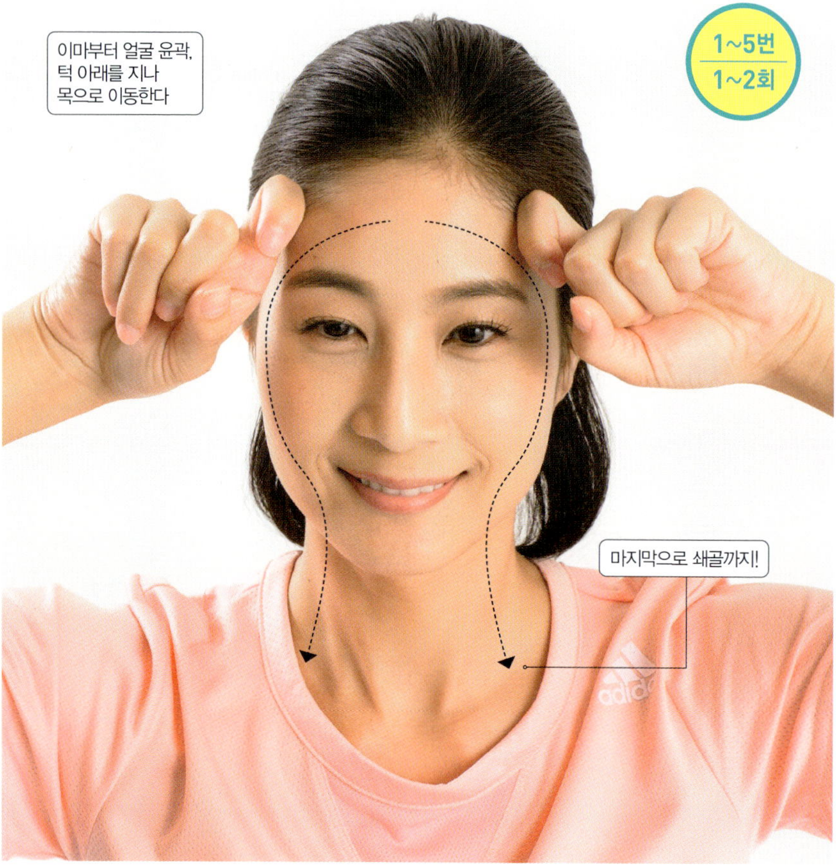

1~5번
1~2회

이마부터 얼굴 윤곽,
턱 아래를 지나
목으로 이동한다

마지막으로 쇄골까지!

1 이마부터 시작!

검지를 둥글게 말고 두 번째 관절의 평평한 부분을 이마 중심에 댄 후, 이마부터 얼굴 윤곽, 턱 아래를 지나 목, 쇄골까지 쓸어내린다. 이마부터 쇄골로 피로 물질을 흘려보낸다는 느낌으로 따라 해보자.

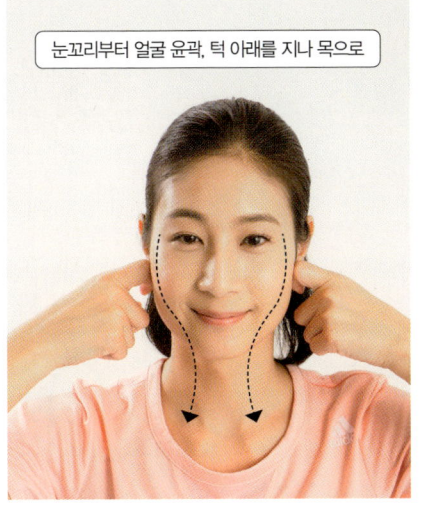

2 눈꼬리부터

1번과 똑같은 방법으로 눈꼬리부터 조금씩 바깥쪽으로 벌리며 얼굴 윤곽, 턱 아래, 목, 쇄골까지 쓸어내린다.

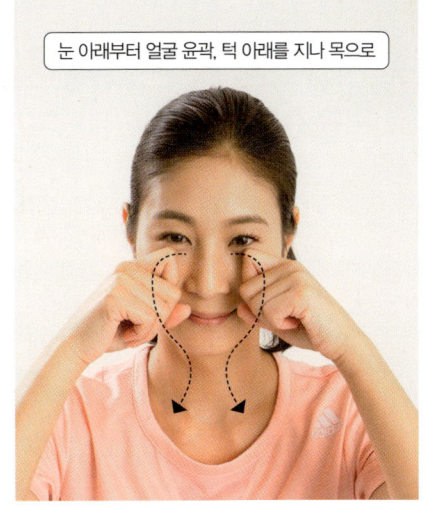

3 눈 아래부터

눈 아래부터 조금씩 바깥쪽으로 벌리며 광대뼈, 입가를 지나 턱 아래, 목, 쇄골까지 쓸어내린다.

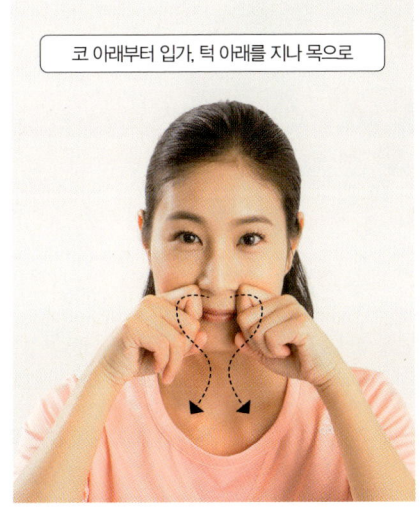

4 코 아래부터

코 아래부터 조금씩 바깥쪽으로 벌리며 입가, 턱 아래, 목, 쇄골까지 쓸어내린다.

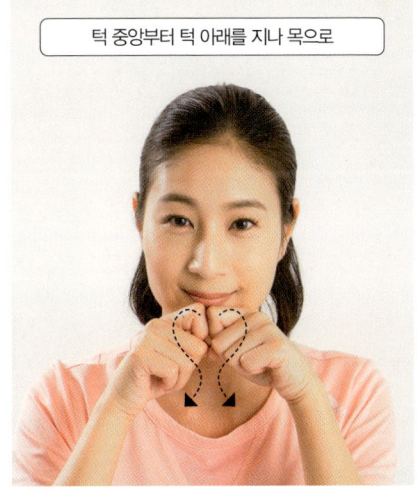

5 턱 중앙부터

턱 중앙부터 조금씩 바깥쪽으로 벌리며 턱 아래, 목, 쇄골까지 쓸어내린다.

4 수축된 목 근육을 풀어준다

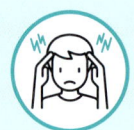

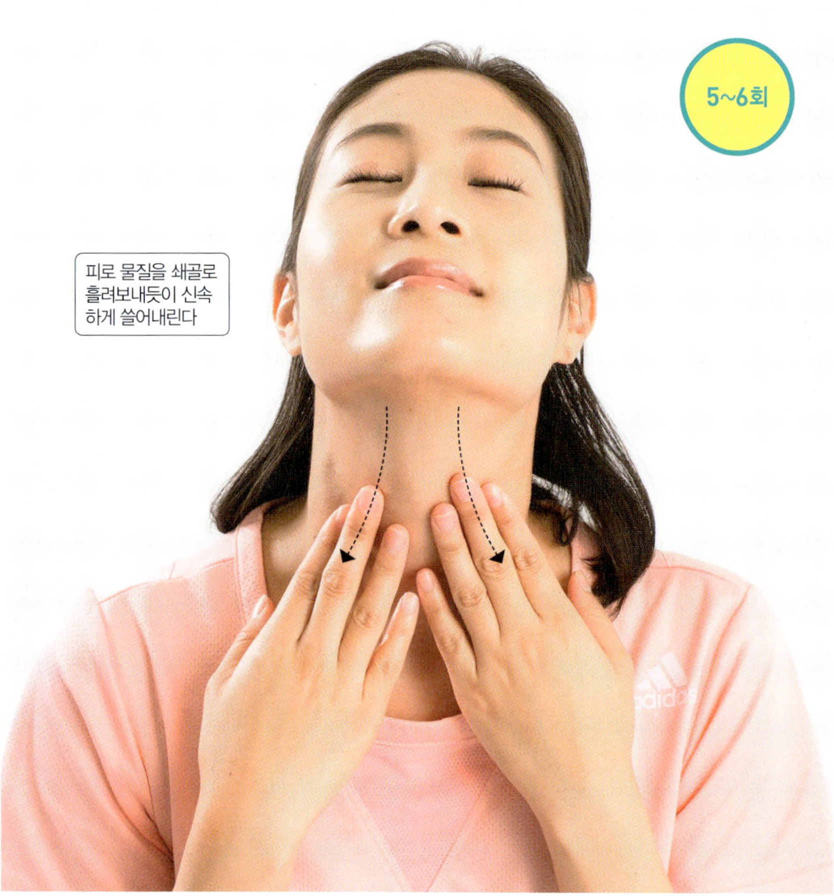

5~6회

피로 물질을 쇄골로 흘려보내듯이 신속하게 쓸어내린다

손끝으로 목을 쓸어내린다

턱 아래부터 쇄골까지 양손 손끝으로 아주 가볍게 대고 신속하게 쓸어내린다.
쇄골에 모든 피로 물질을 흘려보낸다는 느낌으로 따라 해보자.

PART 6

칼칼한 목을 시원하게 살리는 1분 스트레칭

나이가 들수록 인후 쪽에 아무것도 걸려 있는 것이 없는데 이물감이나 압박감이 느껴지는 등 원인을 알 수 없는 불편감으로 고민하는 일이 점점 늘어납니다. 이 또한 근육의 노화가 원인일 수 있습니다. 수축된 목 주변 스트레칭으로 긴장을 풀어주세요.

인후의 불쾌감에 효과적인 방법

목이 막히거나 목 안쪽에서 이물감, 압박감을 느끼는 등의 위화감은 중년층과 노년층에서 자주 발생한다.

이비인후과에서 검사해도 염증이나 폴립(피부나 점막의 조직 일부가 병변하여 생기는 혹 모양의 작은 돌기)과 같은 이상이 없는데도, 원인을 알 수 없는 불편감을 느끼는 사례가 적지 않다. 이러한 증상은 '인후두부 이상감증'이나 '히스테리구globus hystericus'라고 부르는데 스트레스가 원인일 가능성이 의심된다.

검사에서 특별히 이상이 없는데도 인후에 위화감이 느껴진다면 다음 페이지에서 소개하는 인후 주변의 긴장을 풀어주는 스트레칭을 시도해 보자. 등이 굽고 목이 앞으로 기울어진 자세가 계속되면 인후 쪽도 쉽게 막힌다. 그러면 인후 주변 근육이 과도하게 수축되어 목막힘이나 이물감의 원인이 될 수 있다. 가슴부터 목까지 근육을 이완시키면서 굳어버린 인후 주변 근육의 유연성을 되찾아 보자.

또 스트레스로 자율신경의 균형이 무너지면 인후가 과도하게 긴장하기도 한다. 가슴부터 목 근육 스트레칭과 함께 심호흡을 하면 자율신경의 균형도 맞출 수 있다.

집중해야 할 부위!

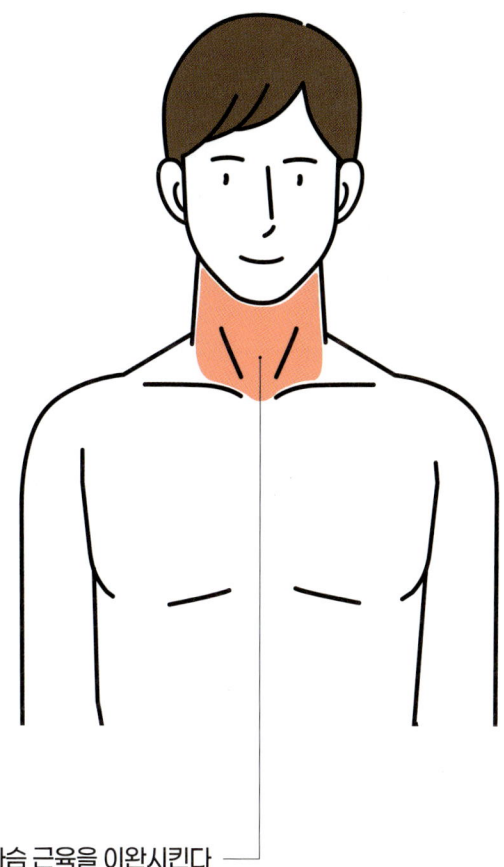

목 근육과 가슴 근육을 이완시킨다

굽은 등이나 앞으로 기울어진 목 때문에 자세가 무너지면서 과도하게 수축된 목 근육과 가슴 근육에 집중해야 한다. 턱 아래부터 쇄골까지 이어진 '설골근'이나 목 양쪽 측면에 있는 '흉쇄유돌근'의 유연성을 되찾아보자.

1 수축된 목 근육과 가슴 근육을 이완시킨다

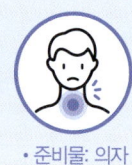

• 준비물: 의자

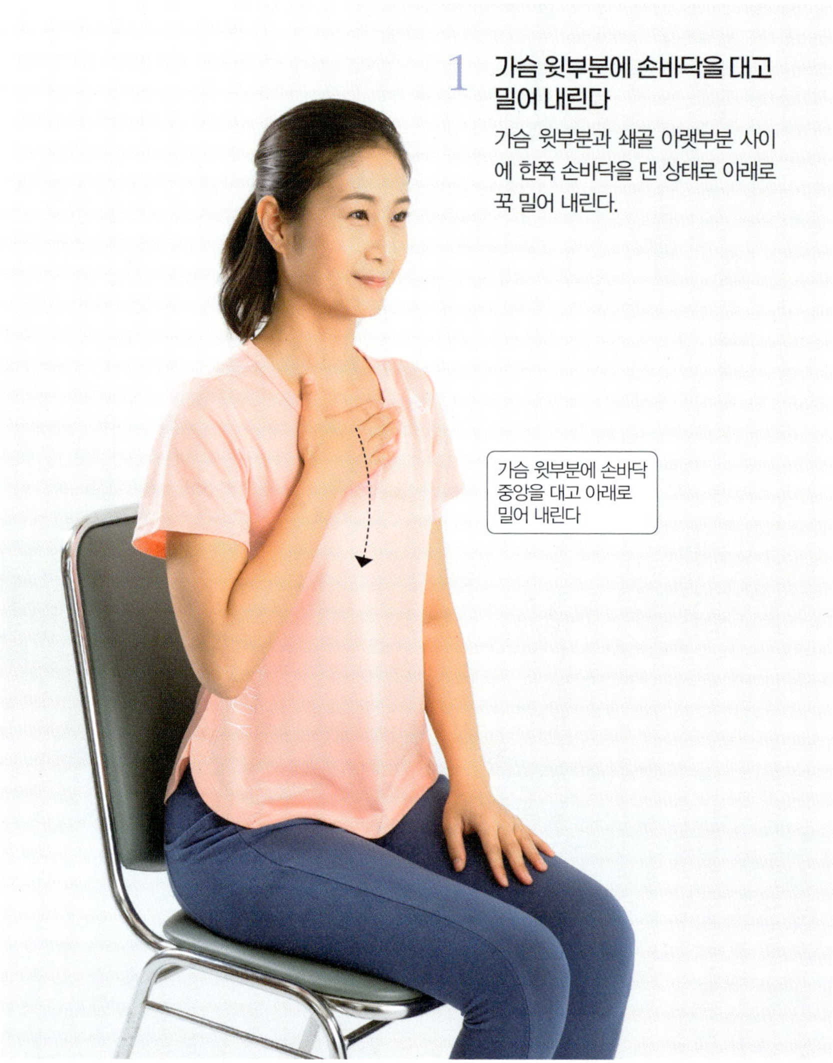

1 가슴 윗부분에 손바닥을 대고 밀어 내린다

가슴 윗부분과 쇄골 아랫부분 사이에 한쪽 손바닥을 댄 상태로 아래로 꾹 밀어 내린다.

> 가슴 윗부분에 손바닥 중앙을 대고 아래로 밀어 내린다

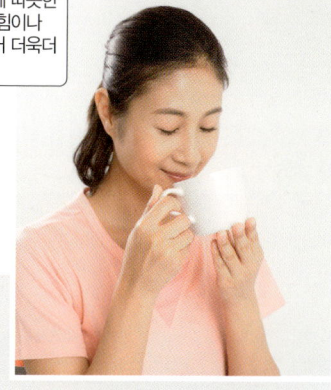

스트레칭하기 전에 따뜻한 물을 마시면 목막힘이나 건조함이 완화되어 더욱더 효과적이다

2 반대편 손끝을 턱 아래에 대고 밀어 올린다

반대쪽 손의 손끝을 턱에 대고 천천히 코부터 숨을 내뱉으면서 머리를 뒤로 젖힌다. 목과 가슴 근육을 천천히 늘려준다는 생각으로 동작을 취한다. 그 상태로 세 차례 코로 호흡한 후 천천히 원래 자세로 돌아온다.

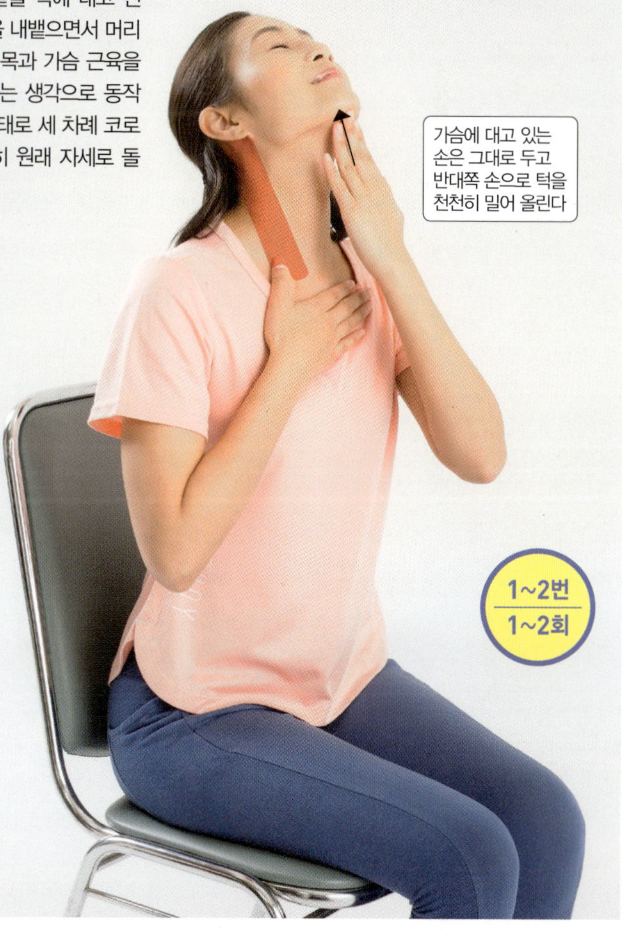

가슴에 대고 있는 손은 그대로 두고 반대쪽 손으로 턱을 천천히 밀어 올린다

1~2번
1~2회

ADVICE 5

근육이 깨어난다! 툭툭 기상 체조

수영 대회를 관람하다 보면 선수가 대회 시작 전에 자기 몸을 툭툭 치듯이 두드리는 모습을 볼 수 있다. 이 행동은 '두드리면 힘을 낼 수 있다'는 생각에서 생겨난 '근육 깨우기 동작'이다. 몸을 두드려주면 피부 온도가 올라가거나 두드린 부위에 집중할 수 있고 심리적인 고조 효과도 얻을 수 있다. 결국은 몸에게 '움직여!'라고 강제로 명령을 내리는 셈. 이렇게 손바닥이나 주먹 등으로 몸을 두드리는 태핑 운동법에 관한 효과를 연구하는 대학도 있을 정도다.

일반인도 근육 깨우기 동작을 일상에서 적용하면 좋다. '어쩐지 오늘은 일할 마음이 안 생기네', '걷기 운동 땡땡이칠까…'라는 생각이 들 때 몸 전체를 툭툭 두드려 보자. 몸에 힘이 잘 들어가거나 움직일 기력이 생길 것이다. 아침에 일을 시작하기 전이나 운동하기 전에 실천하면 활기를 얻을 수 있다.

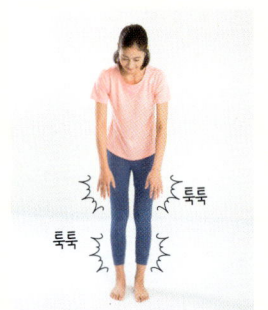

❶ 종아리부터 허벅지 앞뒤, 엉덩이, 허리까지 아래에서 위로 두드린다

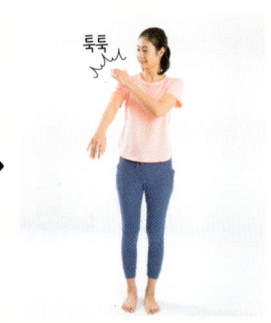

❷ 손목부터 어깨까지 아래에서 위로 두드린다

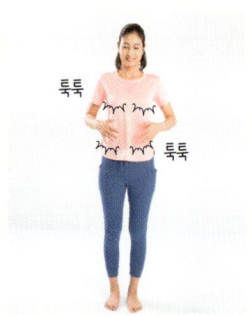

❸ 가슴부터 배까지 위에서 아래로 두드린다

PART

7

굽은 등을
꼿꼿하게 살리는
1분 스트레칭

굽은 등은 사람을 겉보기만으로 순식간에 늙어 보이게 하거나 허리와 어깨에 부담을 주기도 합니다. 만병의 근원이라 불리는 굽은 등을 해소하면 보기에도 젊어 보이고 움직임이 가벼운 몸을 되찾을 수 있습니다. 여러모로 실속 만점인 등 펴기 스트레칭을 추천합니다.

굽은 등에
효과적인 방법

27페이지의 어깨 결림에서 설명했듯이 몸의 앞쪽과 뒤쪽 근육은 연동되어 있다. 등이 굽은 자세가 만성화되면 몸 앞쪽에 있는 가슴과 복부 근육은 수축되고 뒤쪽에 있는 등 근육은 잡아당겨져 항상 이완된 상태가 된다.

다음 페이지에서 소개하는 굽은 등을 개선하는 스트레칭은 몸의 앞쪽 근육을 이완시키고 등 근육을 수축시키는 간편한 동작으로 이루어져 있다.

어깨 결림과 운동 과정은 똑같지만, 이번 장에서는 몸의 앞쪽 근육을 목부터 무릎까지 광범위하게 움직여주어 한 번에 스트레칭할 수 있는 효율적인 방법을 소개하고자 한다.

특히 등 근육에서 가장 큰 근육인 '활배근'은 움직일 기회가 적어 등이 굽고 이완된 상태로 방치되기 쉽다. 이완이 계속되면 그 아래에 있는 견갑골의 움직임도 악화되고 만다.

견갑골은 팔의 움직임에 관여하므로 팔이 올라가지 않는 등의 문제가 쉽게 발생할 수 있는 것이다. 확실히 근육을 풀어 혈류를 개선함으로 활배근을 활성화하자.

집중해야 할 부위!

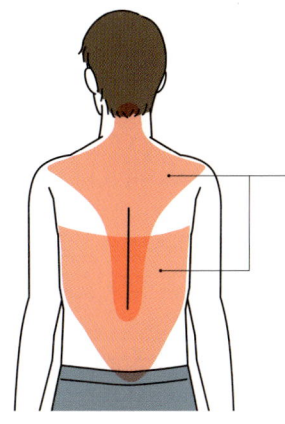

❶ 등 주변 근육을 수축시킨다

등에서 가장 큰 근육인 '활배근'과 목덜미부터 등뼈까지 이어져 있는 '승모근'은 등이 굽은 자세가 일상화되면 이완되고 만다. 따라서 확실히 수축시켜주어야 한다.

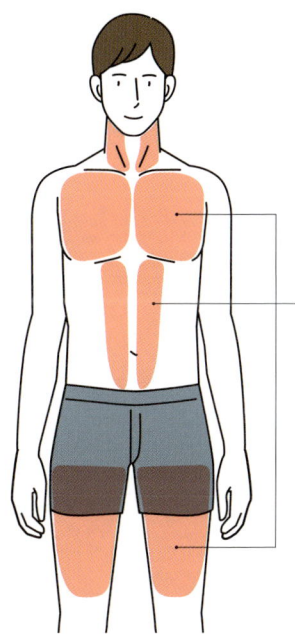

❷ 몸의 앞쪽 근육을 이완시킨다

어깨가 둥글게 말리면 가슴과 복부, 허벅지 근육이 수축되어 어깨와 등 근육을 더욱더 잡아당겨서 등을 더 굽게 만든다. 그러니 스트레칭으로 확실히 이완시켜보자.

1 이완된 등 주변 근육을 수축시킨다

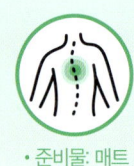

• 준비물: 매트

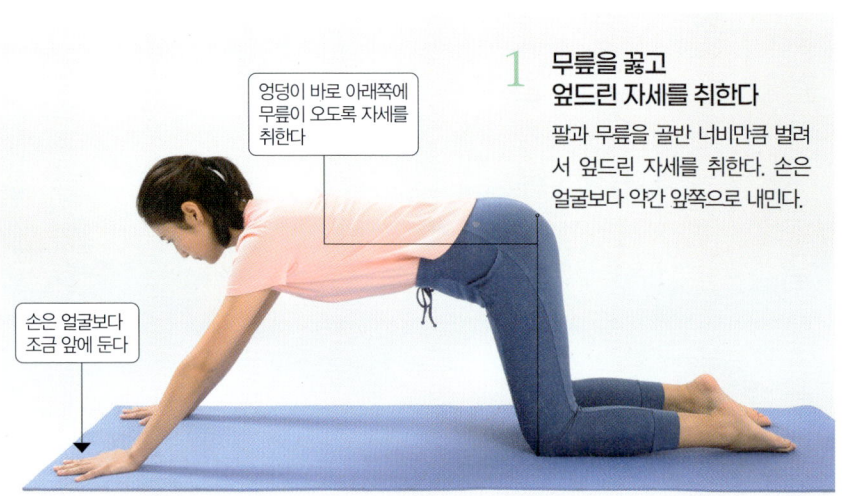

1 무릎을 꿇고 엎드린 자세를 취한다

팔과 무릎을 골반 너비만큼 벌려서 엎드린 자세를 취한다. 손은 얼굴보다 약간 앞쪽으로 내민다.

- 엉덩이 바로 아래쪽에 무릎이 오도록 자세를 취한다
- 손은 얼굴보다 조금 앞에 둔다

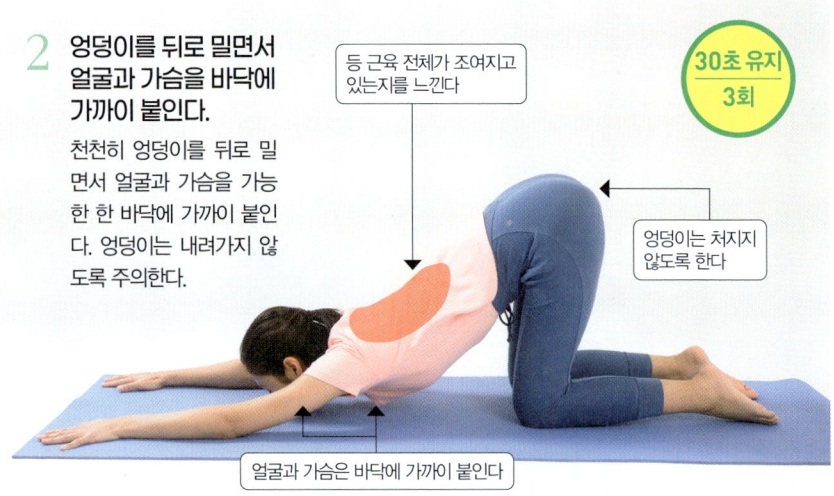

2 엉덩이를 뒤로 밀면서 얼굴과 가슴을 바닥에 가까이 붙인다.

천천히 엉덩이를 뒤로 밀면서 얼굴과 가슴을 가능한 한 바닥에 가까이 붙인다. 엉덩이는 내려가지 않도록 주의한다.

- 등 근육 전체가 조여지고 있는지를 느낀다
- 엉덩이는 처지지 않도록 한다
- 얼굴과 가슴은 바닥에 가까이 붙인다

30초 유지 3회

2 수축된 몸의 앞쪽 근육을 이완시킨다

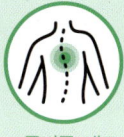

• 준비물: 매트

굽은 등

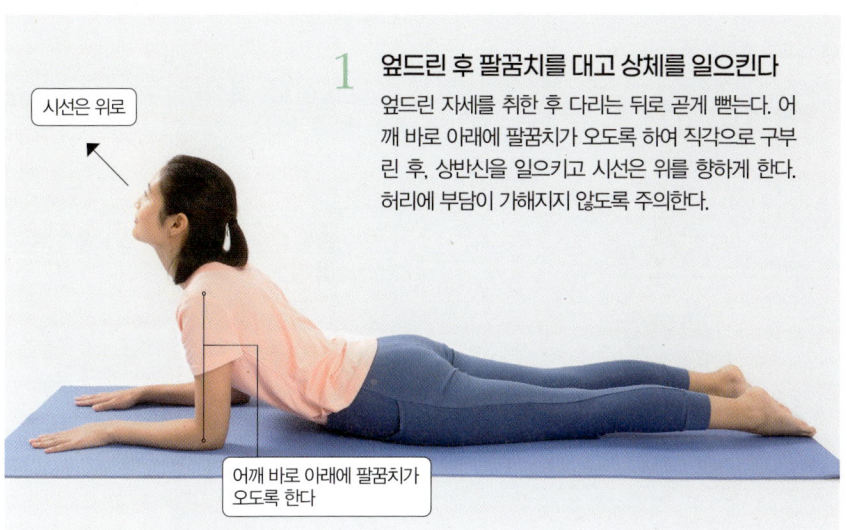

1 엎드린 후 팔꿈치를 대고 상체를 일으킨다

엎드린 자세를 취한 후 다리는 뒤로 곧게 뻗는다. 어깨 바로 아래에 팔꿈치가 오도록 하여 직각으로 구부린 후, 상반신을 일으키고 시선은 위를 향하게 한다. 허리에 부담이 가해지지 않도록 주의한다.

시선은 위로

어깨 바로 아래에 팔꿈치가 오도록 한다

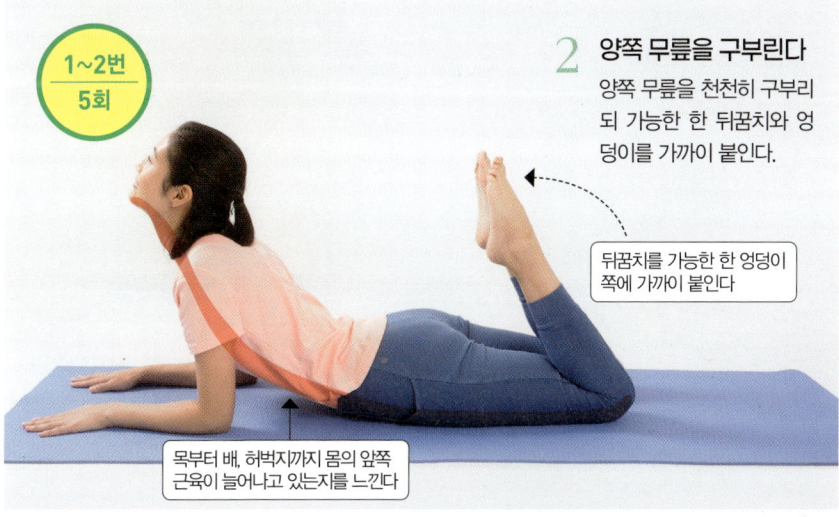

1~2번 5회

2 양쪽 무릎을 구부린다

양쪽 무릎을 천천히 구부리되 가능한 한 뒤꿈치와 엉덩이를 가까이 붙인다.

뒤꿈치를 가능한 한 엉덩이 쪽에 가까이 붙인다

목부터 배, 허벅지까지 몸의 앞쪽 근육이 늘어나고 있는지를 느낀다

6 ADVICE

혈압이 순식간에 내려간다! 혈압 감소 체조

❶ 심호흡 스트레칭

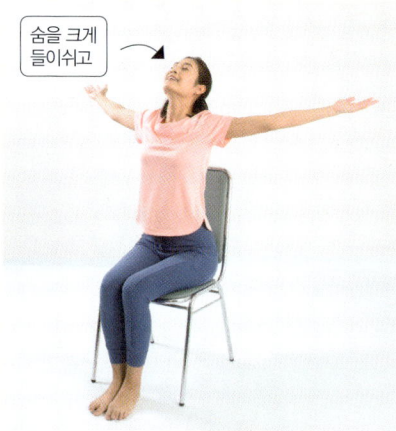

1 의자에 앉아서 양팔을 크게 벌려서 가슴을 열어준다

2 양팔을 모으면서 천천히 상체를 앞으로 숙여준다

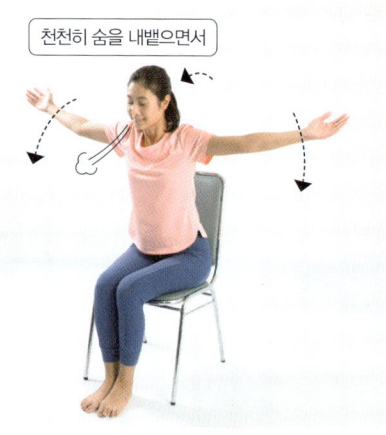

숨을 크게 들이쉬고

천천히 숨을 내뱉으면서

숨을 모두 내뱉는다

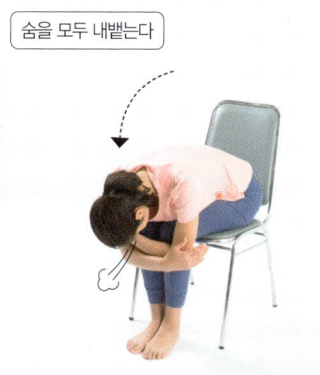

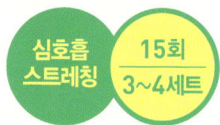

심호흡 스트레칭 / 15회 3~4세트

3 양팔로 무릎을 감싸서 몸을 작게 만든다

고혈압이 신경 쓰이는 사람들을 위한 스트레칭 세 가지를 소개한다. '심호흡 스트레칭'은 혈압을 안정시키는 효과가 있다. '의자 스쿼트'과 '다리 벌리고 의자 스쿼트'은 인체에서 가장 큰 근육이 있는 다리를 제대로 움직여 혈액을 운반하는 펌프 역할을 하는 근육의 기능을 향상시키고 노화로 굳은 혈관을 확실히 수축시켜 혈압을 낮춰 준다.

❷ 의자 스쿼트

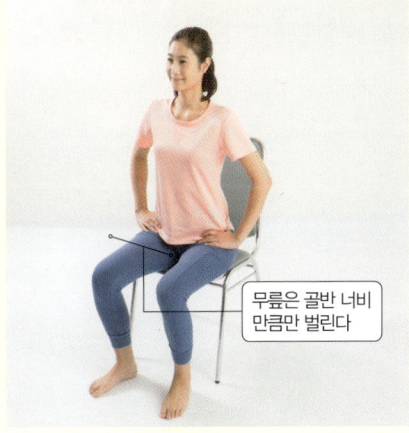

1 등은 곧게 펴고 다리는 골반 너비만큼 벌려 의자에 앉는다

무릎은 골반 너비만큼 벌린다

2 등을 곧게 편 상태로 천천히 일어난다

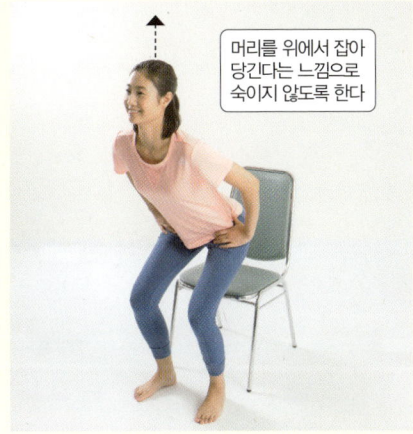

머리를 위에서 잡아 당긴다는 느낌으로 숙이지 않도록 한다

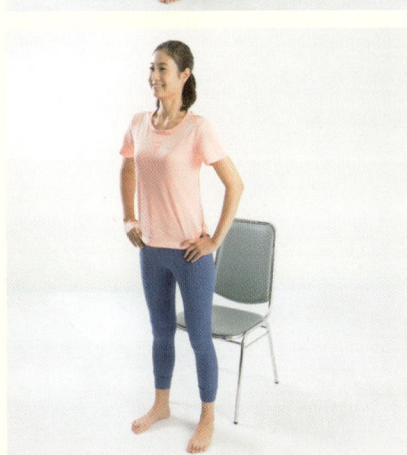

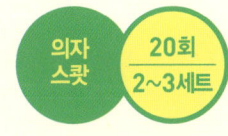

의자 스쿼트 | 20회 2~3세트

3 끝까지 등을 곧게 편 상태로 천천히 일어선다

❸ 다리 벌리고 의자 스쾃

1 등은 곧게 펴고 다리는 180도로 벌려 의자에 앉는다

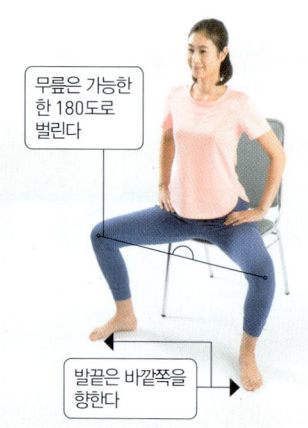

무릎은 가능한 한 180도로 벌린다

발끝은 바깥쪽을 향한다

2 등을 곧게 편 상태로 천천히 일어난다

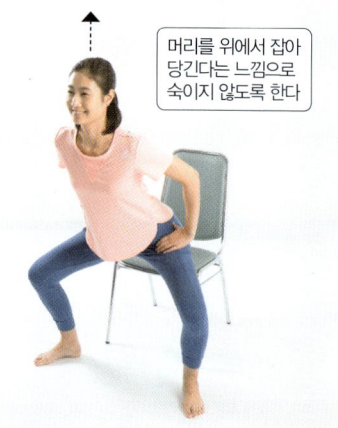

머리를 위에서 잡아 당긴다는 느낌으로 숙이지 않도록 한다

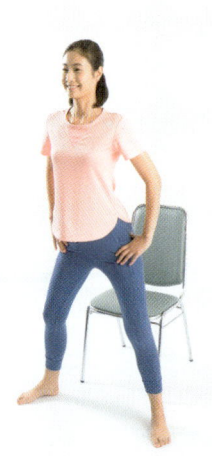

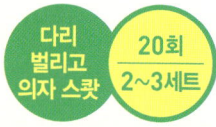

다리 벌리고 의자 스쾃 — 20회 2~3세트

3 끝까지 등을 곧게 편 상태로 천천히 일어선다

PART
8

O다리를 반듯하게 살리는 1분 스트레칭

무릎이 바깥쪽을 향해 휜 O다리 체형은 선천적인 경우도 있지만, 노화나 운동 부족으로 근력이 저하하면서 상태가 더욱더 악화하기도 합니다. 무릎이나 고관절 통증으로도 이어질 수 있으니 다리 균형을 되찾는 스트레칭으로 신속히 개선해 보세요.

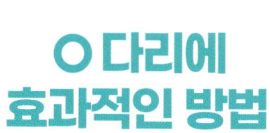

O다리에 효과적인 방법

O다리는 '내반슬'이라고도 불리며, 양쪽 무릎이 바깥쪽으로 휜 상태를 말한다. 젊은 층에서도 많이 나타나지만, 노화로 근력이 저하하면서 골격을 지탱할 수 없게 되어 휘는 정도가 더욱더 심해지기도 한다.

노화로 인한 근력 저하로 O다리가 악화하는 이유는 골반이 뒤쪽으로 기울기 때문이다.

허벅지 안쪽에 있으면서 골반을 지탱하고 있는 '내전근'의 근력이 저하하면 골반은 서서히 뒤쪽으로 기운다. 그에 따라 고관절은 서서히 벌어지고 무릎도 바깥쪽으로 벌어지면서 O다리가 악화된다.

고관절과 무릎이 벌어지면 무게중심은 바깥쪽으로 치우치게 된다. 그러면 새끼발가락 쪽으로 체중이 실리고 보행 균형을 잡기 어려워져 무릎이나 고관절, 허리 등에 통증이 쉽게 발생한다. 시험 삼아 구두 굽을 확인해보자. O다리인 사람의 구두 굽을 보면 새끼발가락에 무게중심이 실리므로 바깥쪽이 눈에 띄게 닳아 있는 경우가 많다.

O다리를 개선하려면 우선 허벅지 안쪽에 있는 내전근을 확실히 수축해야 한다. 그리고 바깥쪽으로 기울어진 무게중심이 엄지발가락으로 가도록 개선해야 한다. 다음 페이지에서 소개하는 스트레칭을 따라 해보자.

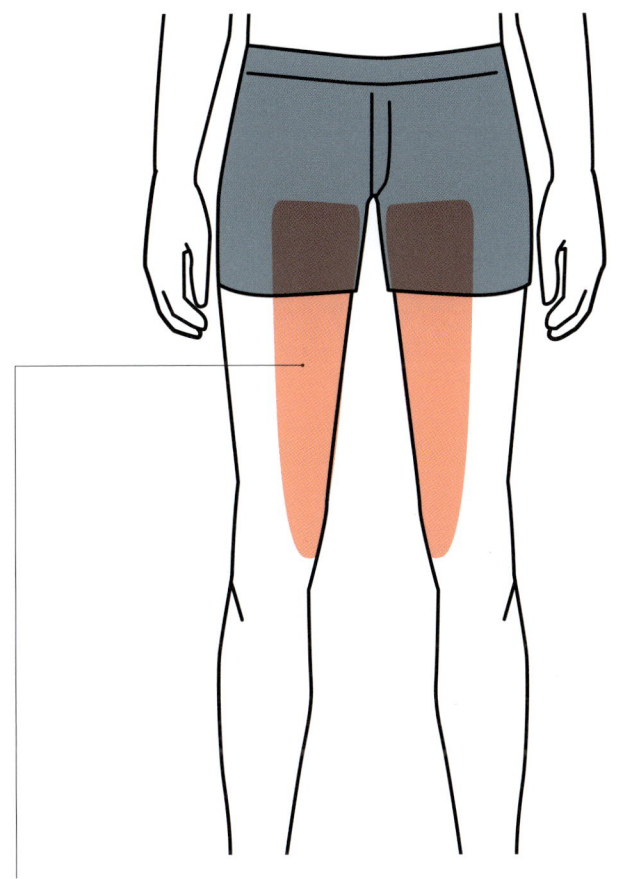

집중해야 할 부위!

허벅지 안쪽 근육을 수축시킨다

O다리는 허벅지 안쪽 근육에 있는 '내전근'이 약해져 있기 때문에 골반이 뒤쪽으로 기울고 무릎이 바깥쪽으로 벌어지면서 발생한다. 따라서 내전근을 확실히 수축시켜주는 운동이 필수!

1 이완된 허벅지 안쪽 근육을 수축시킨다

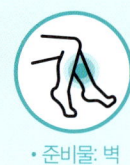

• 준비물: 벽

20회

1 엄지발가락 끝부분으로만 서서 뒤꿈치를 들었다 내렸다 한다

안정적으로 서 있을 수 있도록 벽에 손을 짚은 후, 주먹 하나 들어갈 정도로 다리를 벌리고 발이 살짝 안쪽을 향하도록 선다. 체중을 엄지발가락 끝부분에 싣고 뒤꿈치를 들고 내리기를 반복한다. 들었을 때 허벅지 안쪽 근육에 힘이 꽉 들어가는지를 의식하면서 동작을 취한다.

이 부분만 바닥에 닿도록 한다!

허벅지 안쪽 근육에 힘이 들어가는지를 느낀다

발이 약간 안쪽을 향하도록

안정적으로 서 있을 수 있도록 벽에 손을 짚은 후 뒤꿈치를 들고 내리기를 반복한다

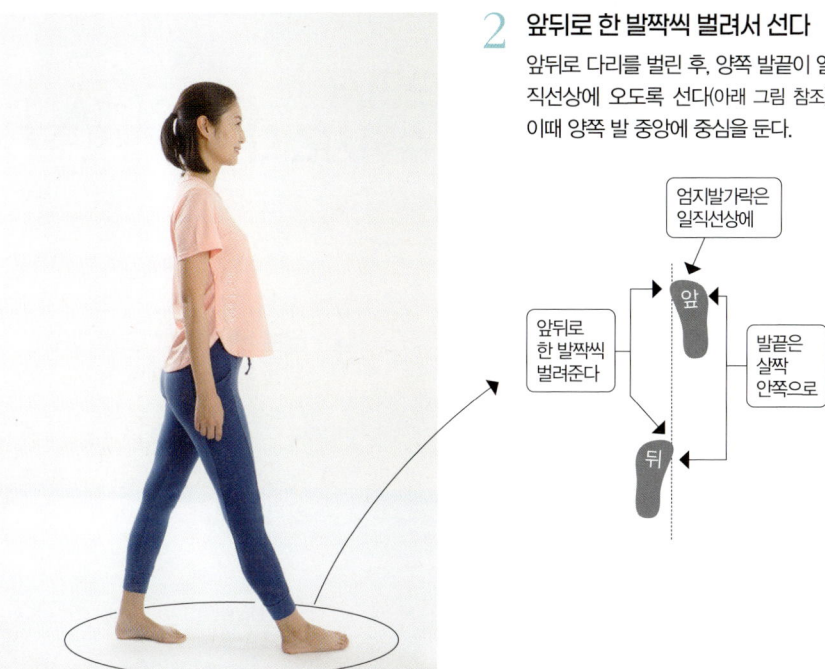

2 앞뒤로 한 발짝씩 벌려서 선다

앞뒤로 다리를 벌린 후, 양쪽 발끝이 일직선상에 오도록 선다(아래 그림 참조). 이때 양쪽 발 중앙에 중심을 둔다.

- 엄지발가락은 일직선상에
- 앞뒤로 한 발짝씩 벌려준다
- 발끝은 살짝 안쪽으로
- 앞 / 뒤

다리

3 무릎을 구부려서 천천히 상체를 아래로 내린다

2번 자세에서 무릎을 천천히 구부려서 상체를 수직으로 내린다. 앞으로 내민 다리의 오금과 뒤쪽 다리의 무릎을 가능한 한 가까워지도록 한다. 새끼발가락은 살짝 띄우고 엄지발가락의 끝부분에 체중을 실은 후, 허벅지 안쪽 근육을 의식하면서 동작을 취한다.

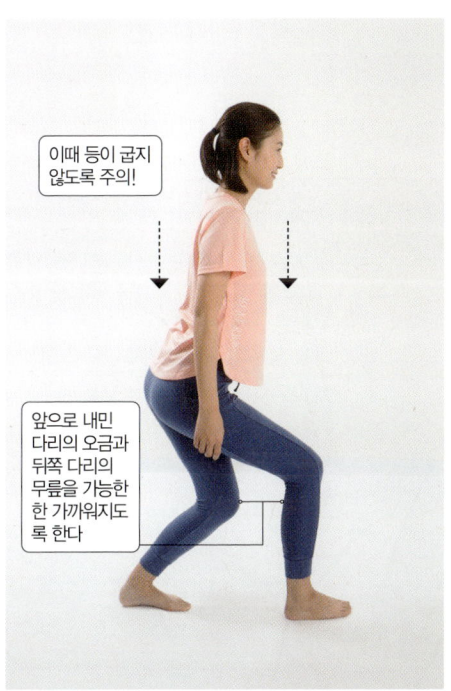

이때 등이 굽지 않도록 주의!

앞으로 내민 다리의 오금과 뒤쪽 다리의 무릎을 가능한 한 가까워지도록 한다

2~3번 10회

2 좌우로 게걸음을 걸으면서 허벅지 안쪽 근육을 수축시킨다

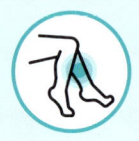

• 준비물: 고무밴드

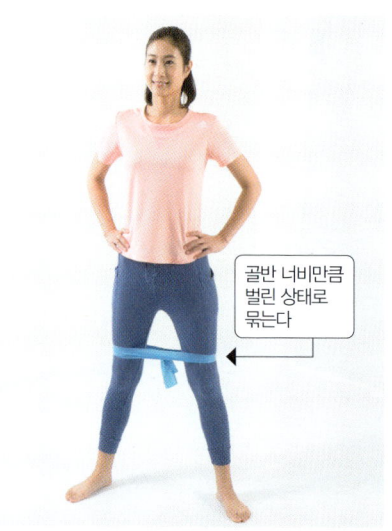

1 **골반 너비만큼 다리를 벌리고 무릎 위에 고무밴드를 묶고 선다**

다리를 골반 너비만큼 벌리고 무릎 위에 고무밴드를 묶는다. 양손은 허리에 두고 바르게 선다.

골반 너비만큼 벌린 상태로 묶는다

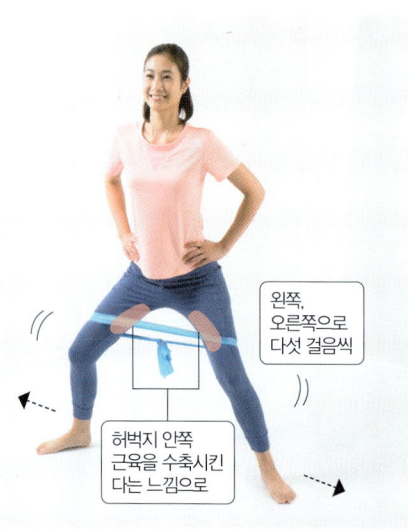

2 **좌우 번갈아가며 다섯 걸음씩 게걸음을 걷는다**

고무밴드가 늘어나도록 최대한 양쪽 다리를 벌리면서 무릎을 살짝 굽힌 후 왼쪽, 오른쪽으로 다섯 걸음씩 게걸음을 걷는다. 허벅지 안쪽 근육을 의식하면서 동작을 취한다.

왼쪽, 오른쪽으로 다섯 걸음씩

허벅지 안쪽 근육을 수축시킨다는 느낌으로

PART
9

볼록한 배를 탄탄하게 살리는 1분 스트레칭

나이가 들수록 체중은 그대로인데 배만 볼록하게 나옵니다. 이 또한 근육 약화가 원인입니다. 호흡이 얕아지거나 허리나 위 상태가 나빠지는 등 겉모습뿐만 아니라 몸 상태에 악영향을 미치는 볼록한 뱃살. 복부 근력을 되찾아서 아래로 처진 내장을 본래 위치로 돌려 놓는 스트레칭을 해보세요.

볼록한 배에 효과적인 방법

나이가 들면서 점점 튀어나오는 뱃살. 살집이 많은 편도 아닌데 뱃살만 볼록 튀어나오는 체형은 중년 이후부터 생기는 대표적인 체형 고민이다.

볼록하게 나온 뱃속에는 당연히 지방도 포함되어 있지만, 아래로 처지며 튀어나온 내장이 대부분을 차지한다. 그 원인은 코르셋처럼 복부를 조여주고 있던 근육이 약해졌기 때문이다. 특히 자세가 나빠져 등이 굽으면 복부에 있는 '복직근'과 '복사근'이 수축된 상태로 사용되므로 근력 저하가 더 빨라진다. 복근이 코르셋과 같은 기능을 잃어 위장이 볼록하게 앞으로 튀어나오는 것이다.

장은 아래로 처지면 대변을 배출하는 힘이 약해져서 변비나 신진대사 저하 등의 컨디션 불량으로 이어지기도 한다. 또 배가 튀어나오고 코어를 지탱할 힘도 약해져서 무게중심의 균형이 무너지고 요통과 어깨 결림 등의 문제가 쉽게 발생한다.

다음 페이지에서 소개하는 스트레칭으로 복근을 제대로 사용할 수 있도록 활성화하고 동시에 내장의 위치도 제자리로 돌아가도록 교정해보자.

집중해야 할 부위!

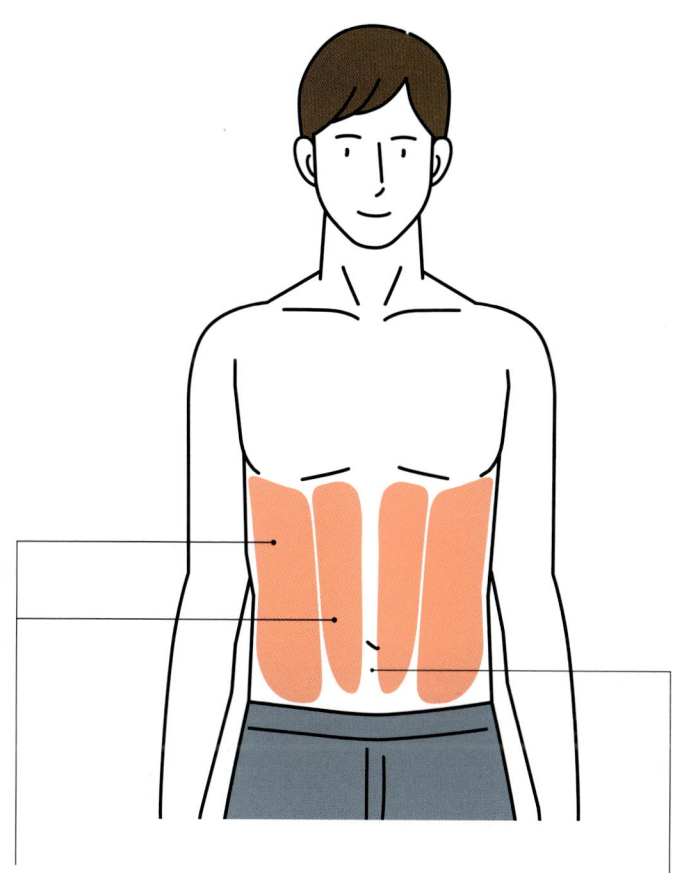

❶ 복부 주변 근육을 수축시킨다

코르셋처럼 복부를 감싸고 있는 근육은 복부 중앙에 있는 '복직근'과 양쪽 측면을 감싸고 있는 '복사근'이다. 이 근육들이 느슨해지면 볼록하게 배가 나오니 확실히 조여보자.

❷ 내장 위치를 되돌려 놓는다

복부 주변 근육이 느슨해지면서 아래로 처지고 앞으로 튀어나온 위장을 올바른 위치로 되돌려주는 운동을 해줘야 한다.

1 이완된 복부 주변 근육을 수축시킨다

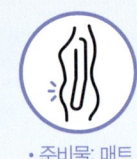

• 준비물: 매트

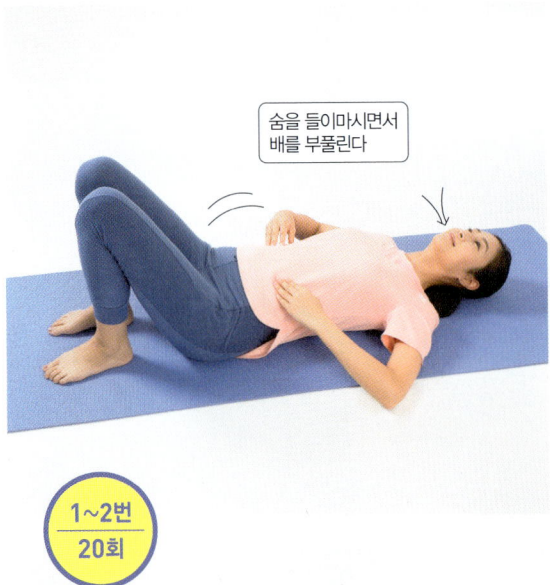

숨을 들이마시면서 배를 부풀린다

1~2번
20회

1 위를 보고 누워서 숨을 들이마시면서 배를 부풀린다

우선 호흡근인 복근을 심호흡으로 활성화한다. 위를 보고 누워서 무릎을 세우고 양손을 배에 가져다 댄 후, 숨을 깊게 들이마시면서 손을 밀어낸다는 느낌으로 배를 부풀린다.

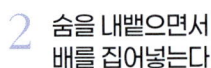

2 숨을 내뱉으면서 배를 집어넣는다

입으로 숨을 내뱉으면서 배를 손으로 누르며 힘껏 집어넣는다.

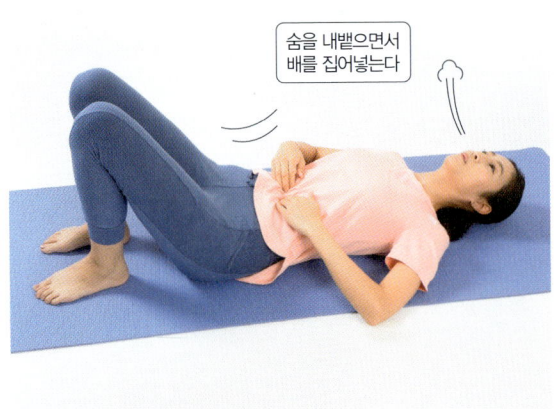

숨을 내뱉으면서 배를 집어넣는다

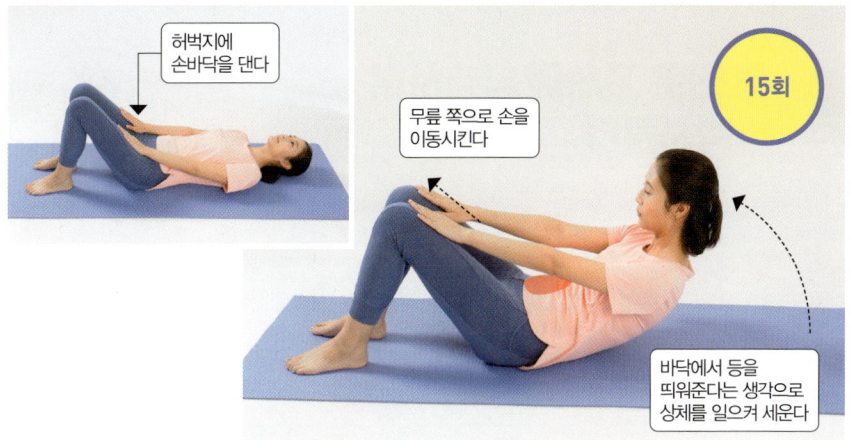

3 위를 보고 누워서 무릎을 세우고 상체를 일으킨다

위를 보고 누워서 무릎을 세우고 허벅지에 양쪽 손바닥을 댄다. 숨을 내뱉으면서 천천히 상체를 일으켜 세우며 무릎 쪽으로 손을 이동시킨다. 복근이 수축되고 있는지를 의식하면서 동작을 취한다. 등이 바닥과 떨어지고 나면 다시 처음 자세로 돌아가서 똑같은 동작을 반복한다.

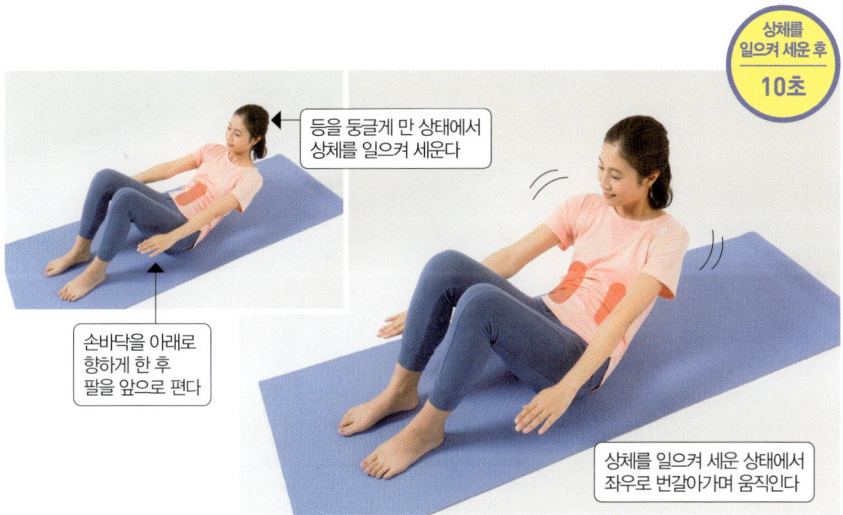

4 상체를 좌우로 번갈아가며 움직인다

위를 보고 누워서 무릎을 세우고 바닥에서 어깨를 띄워준다. 양쪽 손바닥을 아래로 향하게 한 후, 팔을 앞으로 곧게 편다. 그 자세에서 상체를 좌우로 번갈아가며 리듬을 타듯이 움직인다. 옆구리 근육이 수축되고 있는지를 의식하면서 동작을 취한다.

2 배 띄운 자세를 유지하며 수축시킨다

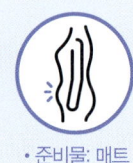

• 준비물: 매트

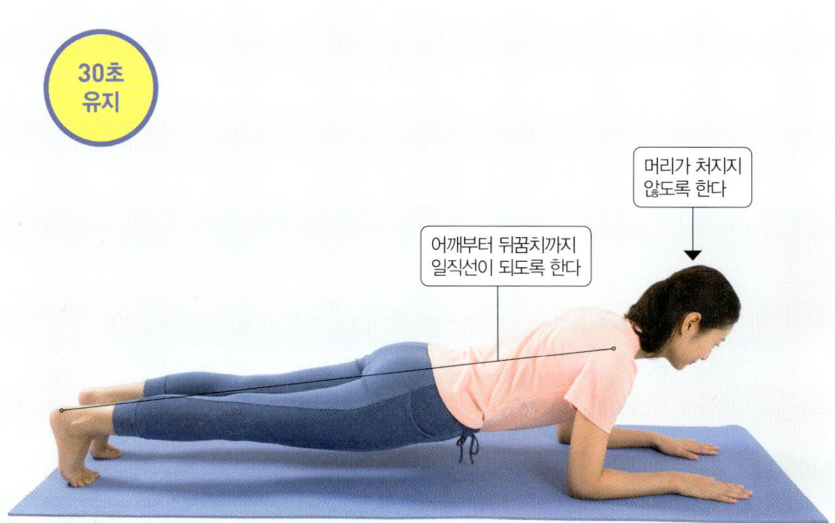

30초 유지

어깨부터 뒤꿈치까지 일직선이 되도록 한다

머리가 처지지 않도록 한다

1 엎드린 상태에서 바닥에서 배를 띄운 후 자세를 유지한다

엎드린 후 양쪽 팔꿈치와 발끝으로 바닥에서 몸을 띄운다. 어깨부터 무릎까지 일직선이 되도록 자세를 유지한다. 배를 가능한 한 집어넣고 머리가 처지지 않도록 주의한다. 자세를 유지하기 힘들 때는 무릎을 대고 진행하자.

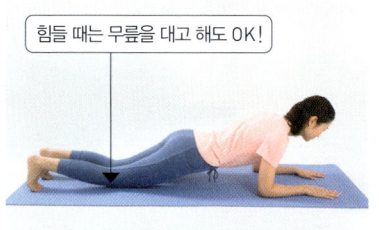

힘들 때는 무릎을 대고 해도 OK!

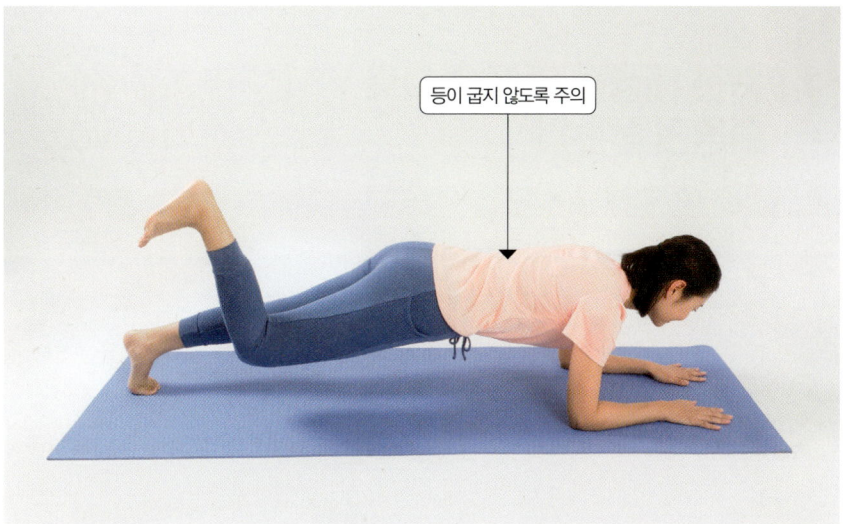

2 1번 자세에서 한쪽 무릎을 구부린다

1번 자세를 취한 후 무게중심을 한가운데로 유지한 상태로 한쪽 무릎을 구부려서 뒤꿈치가 위를 향하도록 한다. 배를 가능한 한 안쪽으로 집어넣는다는 생각으로 동작을 취한다.

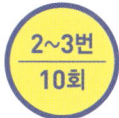
2~3번 10회

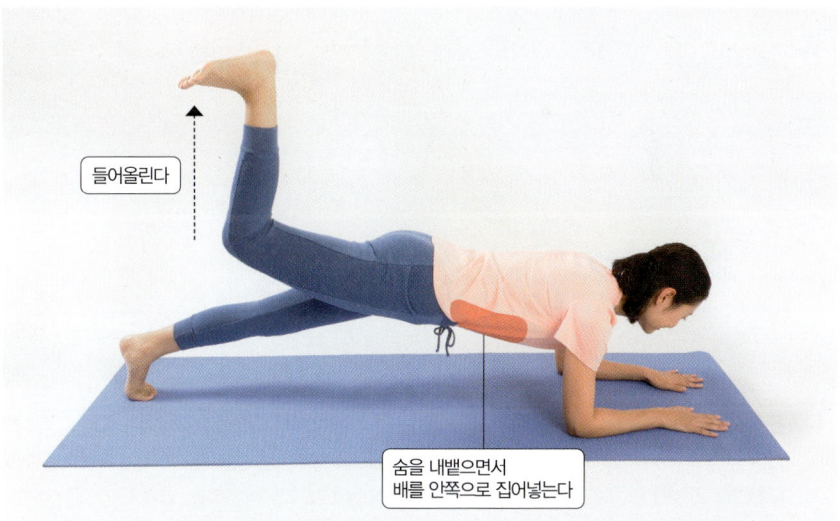

3 가능한 한 뒤꿈치를 위로 밀어 올린다

2번 자세에서 그대로 뒤꿈치를 위로 밀어 올린다. 반대쪽도 같은 동작을 반복한다.

3 처진 내장을 바른 위치로 되돌려 놓는다

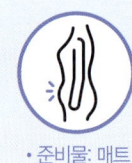

• 준비물: 매트

1분 유지

가능한 한 무릎을 가슴 쪽으로 가까이 붙인다

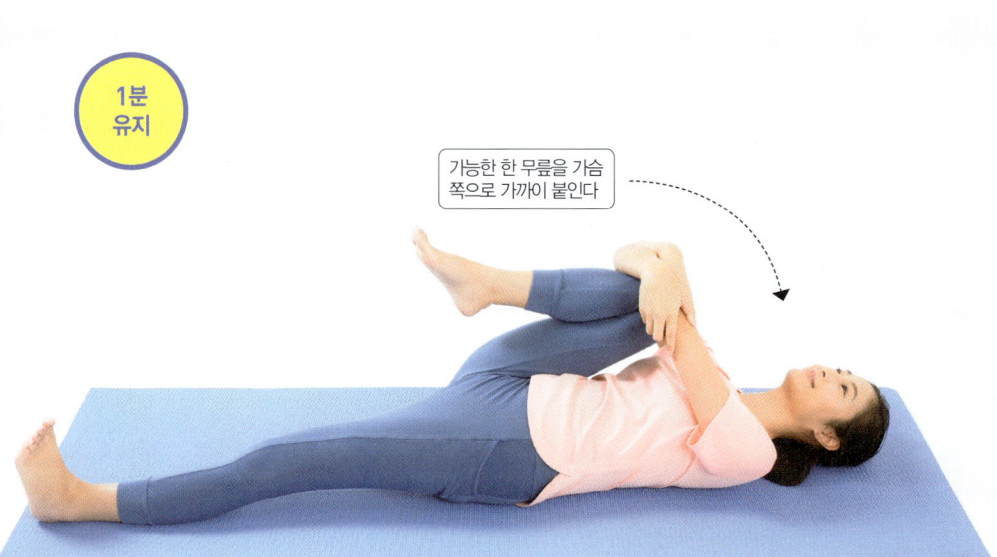

1 좌우 번갈아가며 무릎을 한쪽씩 끌어안는다

위를 보고 누워서 한쪽 다리를 구부려 양손으로 꽉 끌어안은 후, 숨을 들이마시고 내쉬면서 가능한 한 무릎을 가슴 쪽으로 가까이 잡아당긴다. 반대쪽 다리는 곧게 편다. 1분간 자세를 유지한 후 반대쪽 다리도 같은 동작을 반복한다.

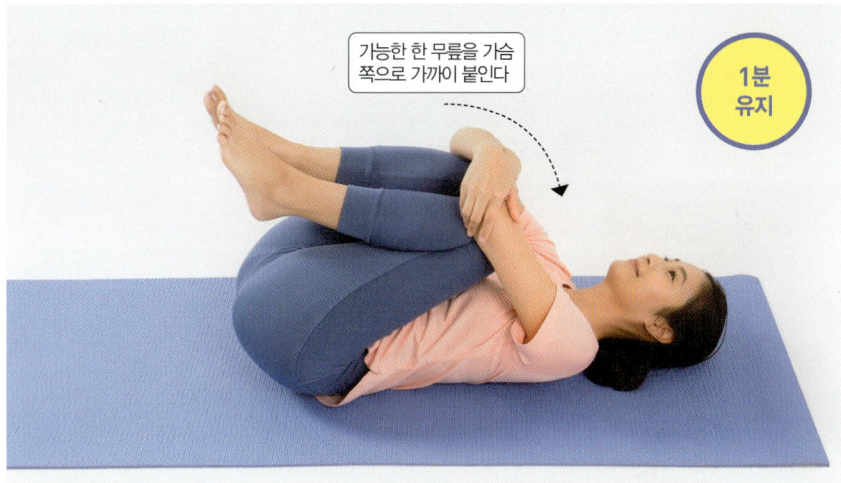

2 **양쪽 무릎을 끌어안는다**
위를 보고 누워서 양쪽 무릎을 구부려 양손으로 꽉 끌어안은 후, 숨을 들이마시고 내쉬면서 가능한 한 무릎을 가슴 쪽으로 잡아당긴다.

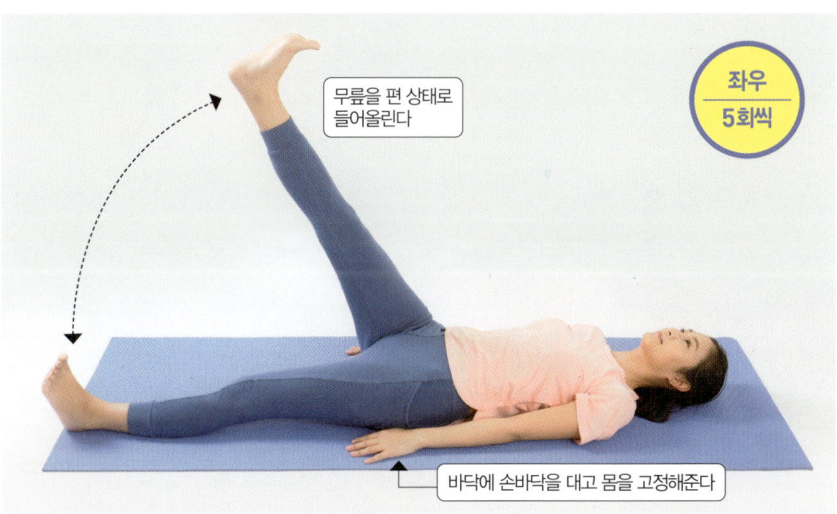

3 **좌우 번갈아가며 다리를 들었다가 내린다**
위를 보고 누워서 양쪽 다리를 곧게 편 후, 바닥에 손바닥을 대고 몸이 움직이지 않도록 고정해준다. 복근에 힘을 주면서 무릎을 편 상태로 한쪽 발을 한계 지점까지 들었다가 천천히 내린다.

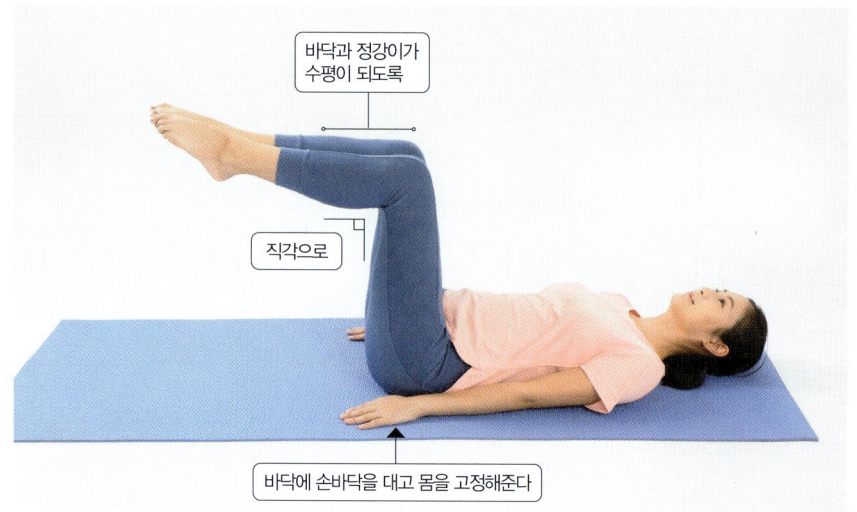

4 정강이가 바닥과 수평이 되도록 한다

위를 보고 누워서 양쪽 무릎을 직각으로 구부린 후, 정강이가 바닥과 수평이 되도록 다리를 들고 발끝은 뻗어준다. 양쪽 손바닥을 바닥에 대고 몸을 고정해준다.

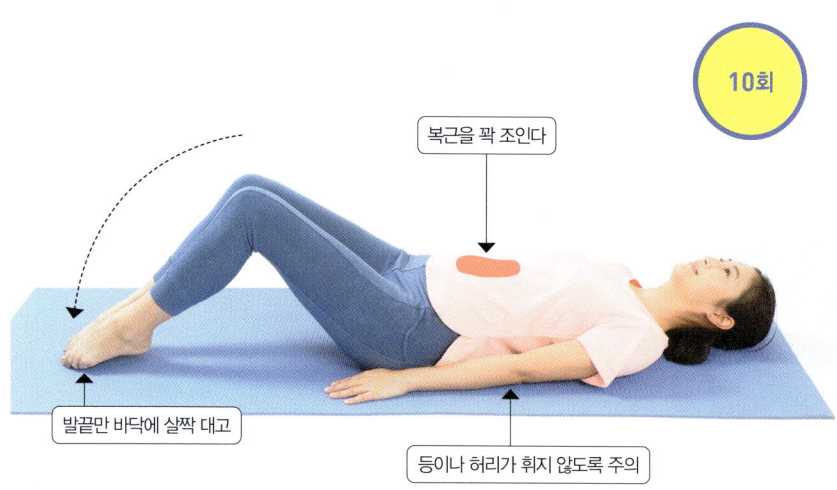

5 바닥에 발끝을 살짝 댄다

숨을 들이마시고 내쉬면서 복근에 힘을 꽉 준 상태로 양발을 천천히 바닥으로 내린다. 무릎은 구부린 상태로 발끝만 바닥에 살짝 댄 후, 숨을 들이마시면서 발을 들어서 처음 자세로 돌아온다. 같은 방법으로 동작을 반복한다.

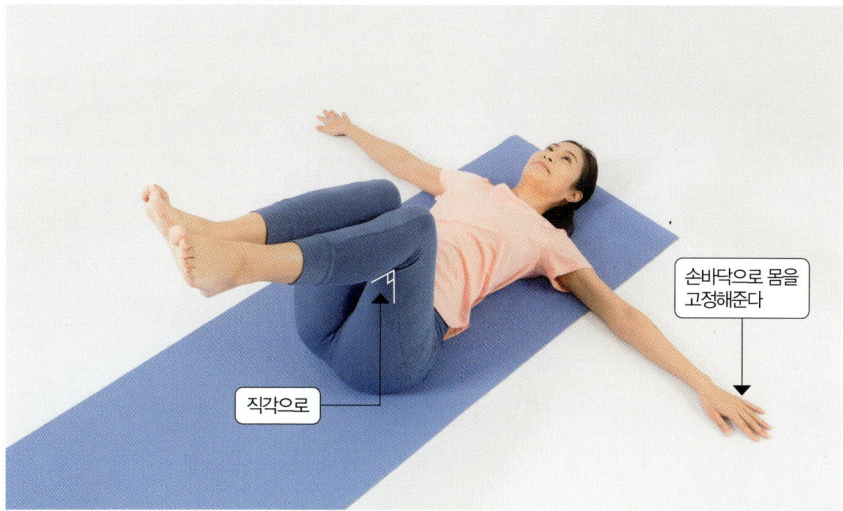

6 양팔을 펴고 다리를 직각으로 구부린다

위를 보고 누워서 양팔을 양옆으로 벌려서 바닥에 손바닥을 대고 몸을 고정해준다. 양쪽 다리를 들고 무릎은 직각으로 구부린다.

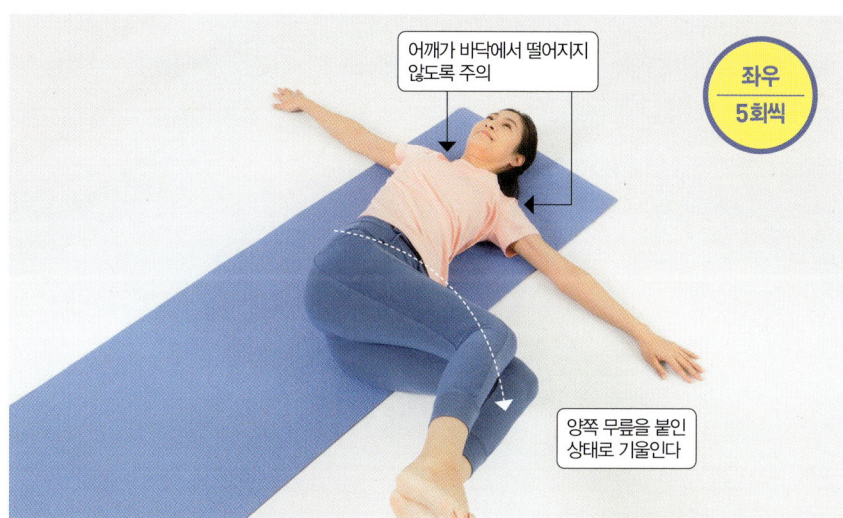

7 양쪽 무릎을 한쪽으로 기울인다

숨을 들이마시고 내쉬면서 양쪽 무릎을 붙인 상태에서 허리를 틀어 옆으로 기울인다. 이때 양쪽 어깨가 바닥에서 떨어지지 않도록 주의한다. 할 수 있는 범위까지 기울인 후에 숨을 들이마시면서 원래 자세로 돌아온다.

일하기 전에! 머리가 맑아지는 스트레칭

'머리가 멍해서 일 할 의욕이 생기지 않는다….'
꼭 끝내야만 하는 일이 있을 때 이런 생각이 든다면 전신의 혈행을 개선하여 머리와 몸을 개운하게 만들어 보자.
스트레칭으로 근육을 움직여주면 근육의 펌프 작용 덕분에 전신으로 피가 흘러가기 시작한다. 뇌에도 순조롭게 혈액과 산소가 운반되므로 두뇌 기능도 월등히 향상된다.
또 전신의 근육을 확실히 움직여주면 심신을 활성화해주는 호르몬 분비도 활발해지므로 의욕이나 집중력이 높아져서 업무 능률 향상에도 도움을 준다.
이번 어드바이스는 단시간 안에 전신의 근육을 효율적으로 스트레칭하여 혈행을 촉진하는 방법이다. 하루를 시작하는 아침이나 업무 시간 중간에 휴식 시간은 물론이고 걷거나 뛸 때, 근력 운동을 하기 전에 준비 운동으로도 추천한다.

볼록한 배

1 양손을 맞잡은 후 팔을 위로 뻗는다

다리를 붙이고 몸을 곧게 펴고 선 후, 양손을 맞잡되 검지만 펴고 팔을 위로 뻗어준다. 엉덩이에 힘을 꽉 준다.

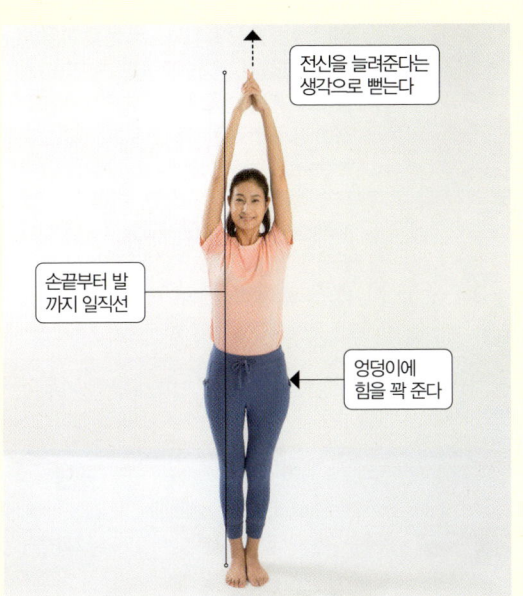

- 전신을 늘려준다는 생각으로 뻗는다
- 손끝부터 발까지 일직선
- 엉덩이에 힘을 꽉 준다

2 양옆으로 몸을 기울인다

숨을 들이마시고 내쉬면서 천천히 상체를 옆으로 기울이되 가슴과 얼굴을 뒤로 젖혀서 가능한 한 위를 향하도록 한다. 할 수 있는 범위까지 기울인 후에 숨을 들이마시고 1번 자세로 돌아온다. 같은 방법으로 몸을 반대쪽으로도 기울인다.

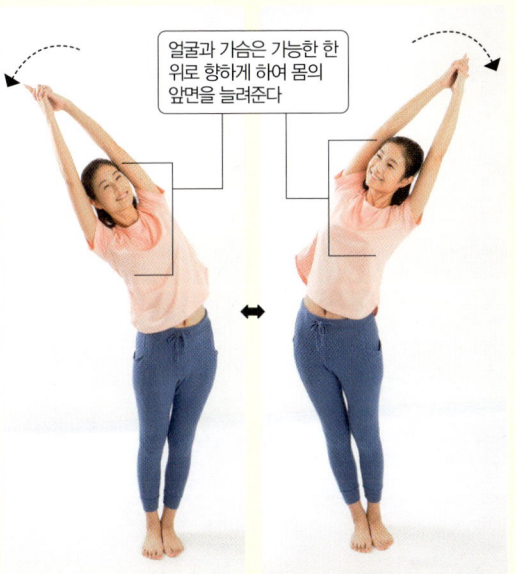

- 얼굴과 가슴은 가능한 한 위로 향하게 하여 몸의 앞면을 늘려준다

좌우 왕복 4~5회

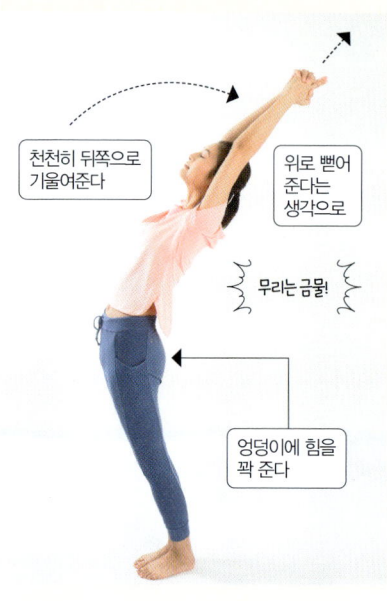

3 위로 손을 뻗으며 뒤쪽으로 몸을 기울인다

1번 자세에서 엉덩이에 힘을 꽉 주어 허리를 보호하고, 숨을 들이마시고 내쉬면서 천천히 상체를 뒤로 기울인다. 펴고 있는 검지는 누군가 위로 잡아당기고 있다는 생각으로 동작을 취한다. 가능한 범위까지 기울인 후에 숨을 들이마시면서 천천히 1번 자세로 돌아온다. 허리가 아프거나 넘어질 위험이 있으므로 무리는 금물!

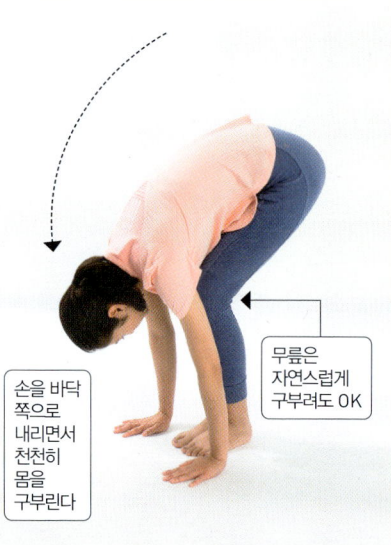

4 천천히 앞으로 몸을 구부린다

1번 자세에서 숨을 천천히 내뱉으면서 허리를 구부리고 양손을 바닥에 댄다. 무릎은 구부려도 된다.

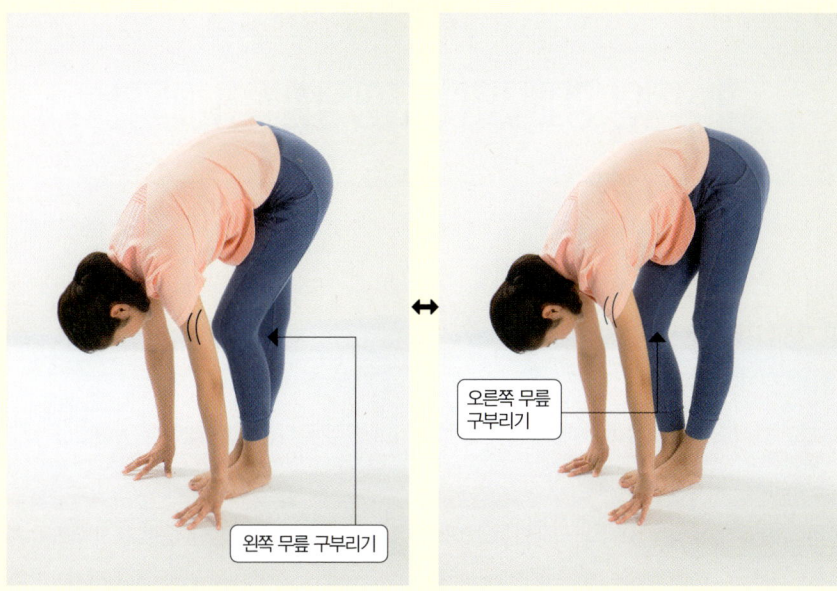

5 무릎을 번갈아가며 구부렸다가 편다

양손은 바닥에 댄 상태에서 양쪽 무릎을 천천히 번갈아가며 구부렸다가 편다. 허벅지나 종아리를 늘려준다는 생각으로 동작을 취한다.

3~5번 1회

ADVICE 8

만성적인 '멍 때리기'는 과잉 당질 섭취 때문?!

'어째서인지 항상 머리가 멍하다…'
'늘 피곤하고 나른하다…'

수면도 휴식도 충분히 취하는데도 위와 같은 생각이 자주 든다면 운동 부족뿐만 아니라 식단의 재검토가 필요하다.

이런 고민을 호소하는 사람의 식생활을 살펴보면 대체로 단 과자나 빵, 단 음료 등을 과도하게 섭취하고 있는 경우가 많다. 즉 당질 섭취가 과하면 머리가 멍해질 가능성이 높아진다.

당질은 머리와 몸의 중요한 에너지원이지만 과잉 섭취하면 혈당치가 급격하게 높아진다. 그러면 몸은 높아진 혈당치를 낮추기 위해 '인슐린'이라는 호르몬을 분비하는데, 인슐린이 분비되면 이번에는 혈당치가 급격히 낮아진다.

이처럼 단시간 안에 혈당치가 급격히 높아지고 낮아지는 '혈당 스파이크' 증상으로 급격한 저혈당이 온다. 이로 인해 나른해지거나 졸음이 오고 초조함이나 두통, 구역감을 일으키는 사람도 적지 않다.

만성적인 피로나 멍한 느낌이 해소되지 않는 사람은 과감하게 당질을 절반에서 3분의 1 수준으로 줄여보기를 바란다. 컨디션이 좋아진다면 과잉 당질 섭취가 원인이었다는 사실을 깨달을 수 있다.

PART
10

차가운 몸을 따뜻하게 살리는 1분 스트레칭

체온을 유지해주는 근육과 혈관. 근육이 열을 발산하고 혈관이 혈액을 흘려보내 몸을 따뜻하게 해줍니다. 냉증은 근육과 혈관이 모두 제 기능을 다 하지 못하게 되면서 발생합니다. 이번 장에서는 근육을 움직여서 혈관을 활성화해주는 스트레칭을 소개하고자 합니다.

냉증에 효과적인 방법

인체에서 나오는 열의 40퍼센트는 근육에서 발생한다. 근육이 움직이면서 지방이나 당질 등의 에너지원을 연소하고 열을 발생시킨다. 따라서 근육이 적으면 당연히 체온도 내려간다. 또 근육 내부에는 '모세혈관'이 곳곳에 퍼져 있어 체내로 따뜻한 혈액을 전달하여 체온을 유지하는 역할을 담당한다. 따라서 모세혈관의 수가 적어지거나 굳어서 혈액을 운반하기 힘들어지면 몸이 차가워질 수밖에 없다. 특히 손발이 쉽게 차가워지는 이유는 몸의 말단에 있고 혈관도 가늘어서 혈액이 충분히 전달되지 않기 때문이다.

우선 가장 쉽게 차가워지는 말단 중 발끝을 확실히 움직여서 혈관의 유연성을 되찾아야 한다. 그리고 나서 인체에서 가장 큰 근육이 있는 다리를 확실히 움직여서 근육을 활성화하고 혈액을 내보내는 펌프 기능을 되찾아 보자. 근육의 70퍼센트는 하반신에 집중되어 있다. 하반신 근육이 활성화되면 전신의 혈류가 개선되어 체온 유지 기능도 향상된다.

모세혈관은 운동을 통해 되살릴 수 있다고 알려져 있다. 냉증이 있는 사람은 평소에도 걷거나 계단을 오르는 등 하반신을 움직일 기회를 많이 늘려야 한다.

집중해야 할 부위!

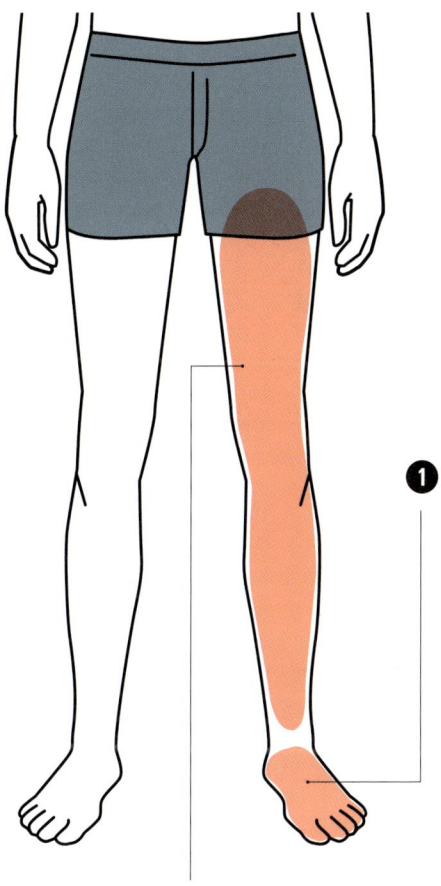

❶ 발의 말단 혈관을 활성화한다

가장 쉽게 차가워지는 발끝의 모세혈관이 굳어 있을 가능성이 크다. 충분히 움직여서 혈관의 유연성을 되찾아 혈액 순환을 회복해보자.

❷ 다리 전체의 근육을 활성화한다

근육량이 가장 많은 다리를 확실히 움직여주면 근육의 열 생산 기능과 혈액을 보내주는 펌프 기능을 되살릴 수 있다.

1 정체된 발의 말단 혈관을 활성화한다

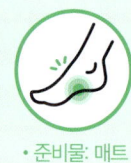

• 준비물: 매트

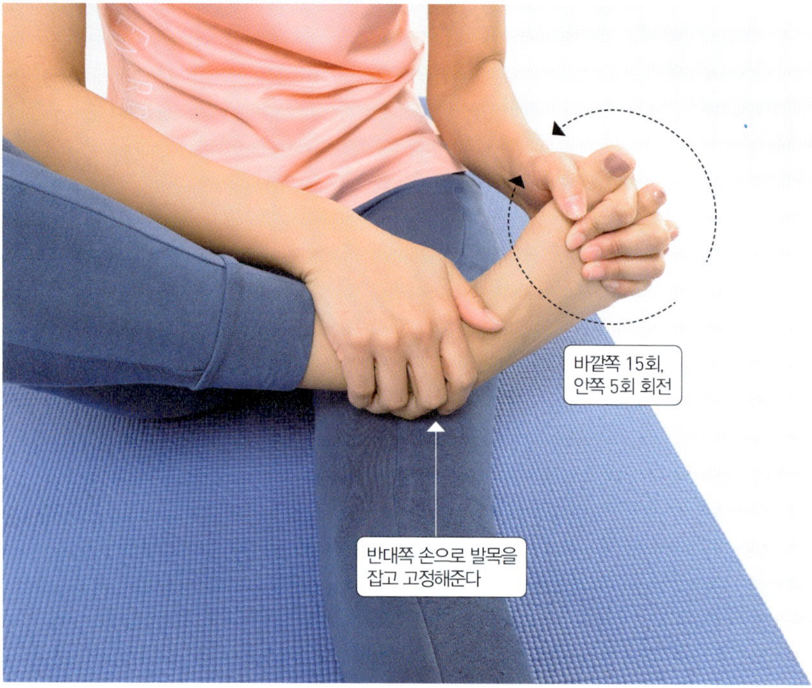

바깥쪽 15회,
안쪽 5회 회전

반대쪽 손으로 발목을
잡고 고정해준다

손가락과 발가락을 깍지 껴서 발끝을 돌려준다

한쪽 발을 반대쪽 다리의 허벅지 위에 얹은 후, 손가락과 발가락을 깍지 끼고 반대쪽 손으로 발목을 확실히 고정해준다. 가능한 한 크게 천천히 돌려준다.

2. 정체된 다리 전체의 근육을 활성화한다

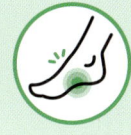

• 준비물: 매트

냉증

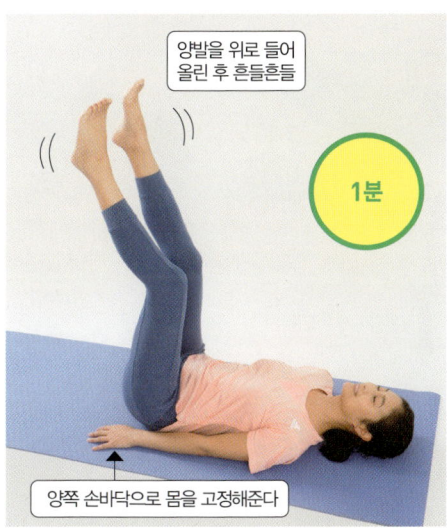

양발을 위로 들어 올린 후 흔들흔들

1분

양쪽 손바닥으로 몸을 고정해준다

1 양발을 들어올려서 흔들어준다

위를 보고 누워서 양쪽 손바닥을 바닥에 대고 몸을 고정해준다. 양발은 위를 향해 곧게 뻗은 후 자잘하게 흔들어준다.

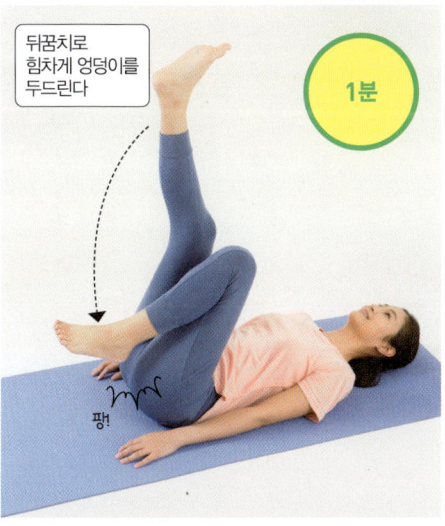

뒤꿈치로 힘차게 엉덩이를 두드린다

1분

팡

2 뒤꿈치로 엉덩이를 두드린다

1번 자세에서 한 발씩 무릎을 구부려서 뒤꿈치를 힘차게 내려찍듯이 엉덩이를 두드린다. 좌우 번갈아가며 리듬을 타듯이 진행한다.

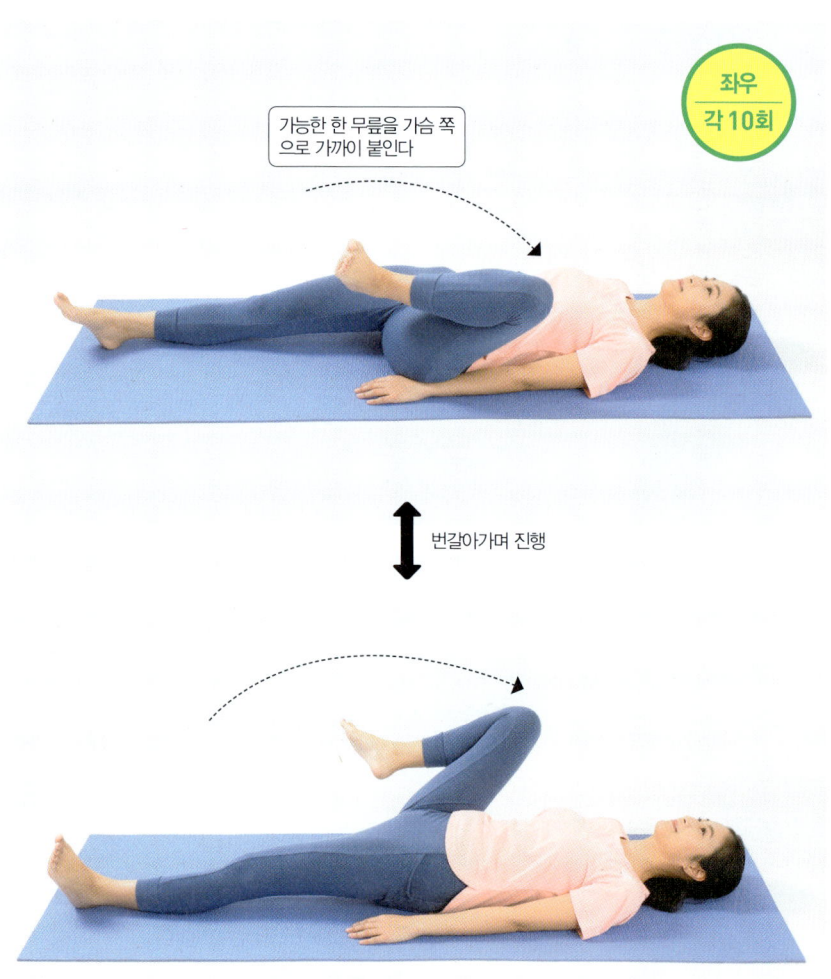

3 다리를 번갈아가며 크게 구부린다

위를 보고 누워서 양쪽 다리를 곧게 편 후, 발이 약간 바깥쪽을 향하도록 무릎을 구부리면서 가능한 한 가슴 쪽으로 가까이 붙인다. 좌우 번갈아가며 동작을 크게 취한다.

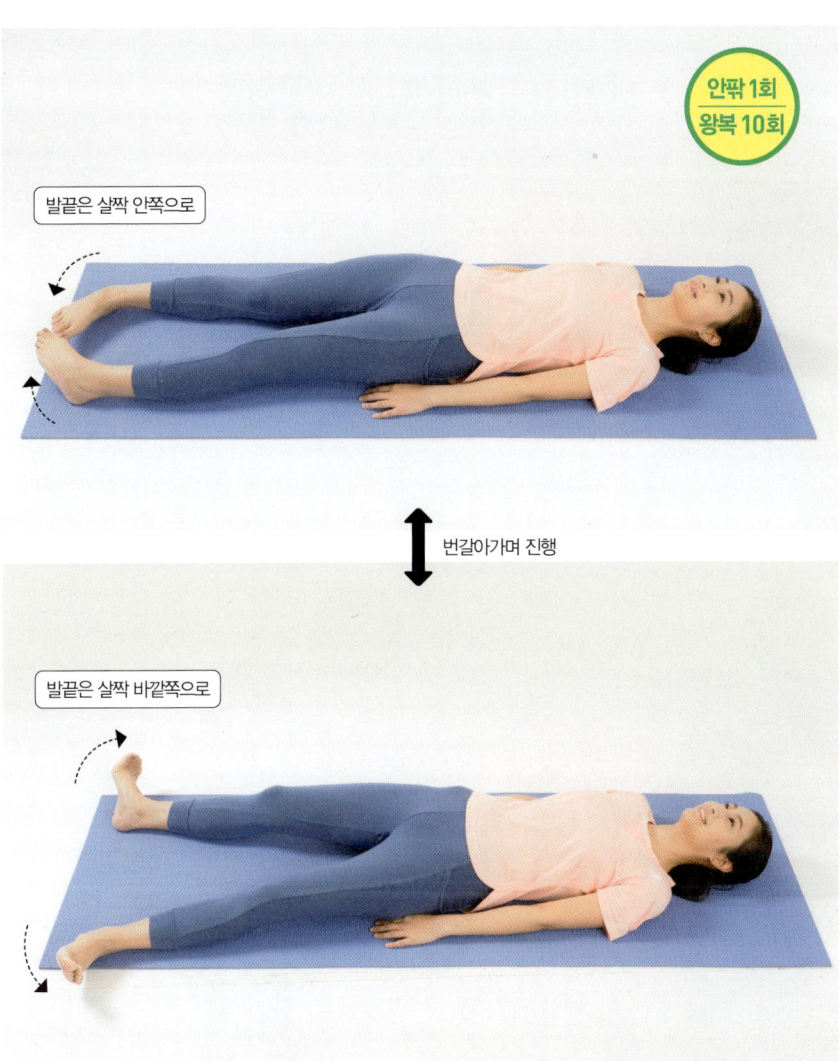

4 발끝을 안팎으로 번갈아가며 기울인다

위를 보고 누워서 골반 너비로 다리를 벌려 뻗는다. 발목을 젖혀서 발끝을 세우고 고관절부터 다리 전체를 안쪽, 바깥쪽으로 회전하여 발끝을 번갈아가며 기울여준다.

저릿저릿 발 저림 개선 관리법

잠자기 전이나 오래 앉아 있을 때 다리가 저릿저릿한 위화감이 나타나는 증상을 '하지불안증후군Restless Legs Syndrome'이라 부른다. 명확한 원인은 밝혀져 있지 않지만, 환자의 다리를 만져보면 대체로 차가운 경우가 대부분이다. 이번 어드바이스에서는 혈행을 개선할 수 있는 관리법을 소개하고자 한다. 목욕 후 몸이 따뜻해졌을 때나 잠자기 전에 실천해 보자.

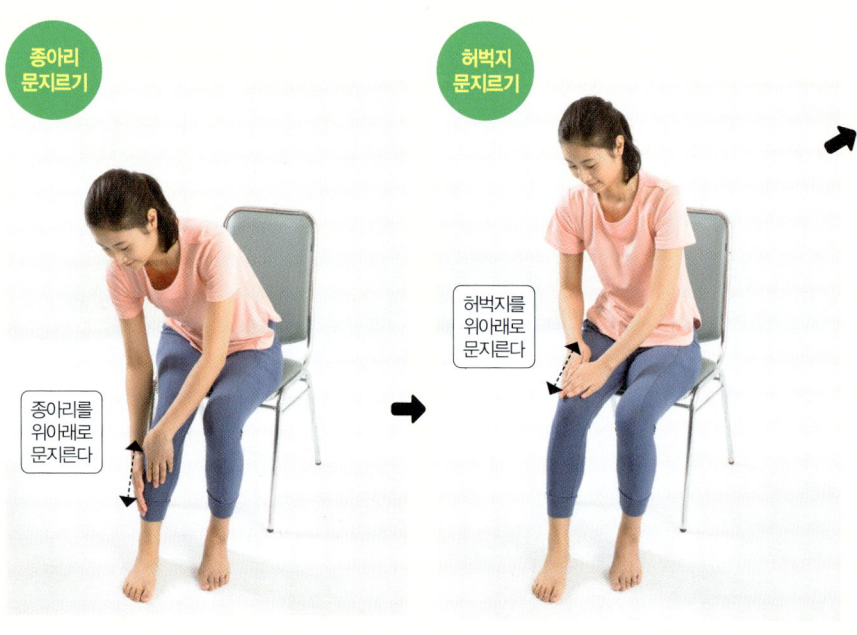

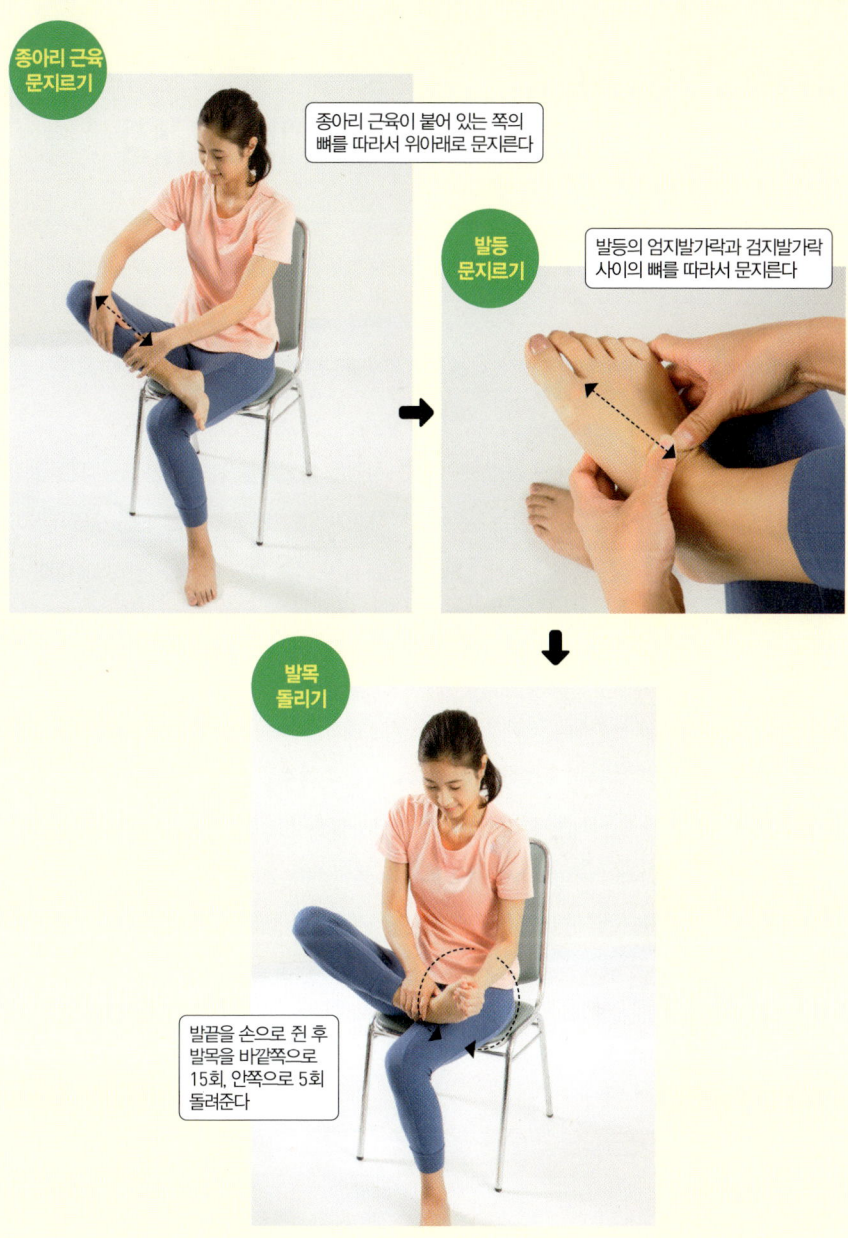

불면증을 해소하는 천연 수면제, 1분 스트레칭

통증이나 결림을 해소하는 것이 1분 스트레칭의 주요 목적이지만, 그 밖에도 '숙면에 도움을 준다'는 장점이 있다.

다양한 역학 연구 결과를 통해서 '운동 습관이 있는 사람은 불면증을 겪는 일이 드물다'는 것이 알려져 있다. 근육을 확실히 움직여주는 운동은 부작용이 없는 매우 건강한 천연 수면제임이 틀림없다. 또 장기적인 운동 습관은 쉽게 잠들 수 있도록 도와줄 뿐만 아니라 한밤중에 잠에서 깨어나는 일을 줄어들게 하여 전체 수면 시간이 늘어난다는 연구 결과도 있다. 운동이 수면의 질도 향상시켜주는 셈이다.

하지만 격한 운동을 한 직후에는 심신이 모두 각성 상태가 되므로 취침 전이라면 가벼운 스트레칭 정도가 좋다. 이럴 때 특히 추천하는 '프로펠러 전신 스트레칭' 운동법은 평소에 잘 움직이지 않는 상반신 뒤틀기 운동으로 가슴과 등에 있는 큰 근육을 사용한다.

이 스트레칭을 하면 혈행이 촉진되어 체온도 적당히 올라간다. 20~30분이 지나면 체온이 서서히 내려가는데 이렇게 체온이 내려갔을 때가 가장 기분 좋게 잠들 수 있다.

스트레칭은 근육에 쌓인 피로 물질도 씻어내는 효과가 있으므로 몸의 불쾌감도 해소되어 깊은 잠을 잘 수 있다.

잠자기 전에! 프로펠러 전신 스트레칭

1. **의자에 앉은 후 양팔을 옆으로 넓게 벌리고 양손은 편다**

   등을 곧게 편 후 의자 중앙부보다 조금 앞쪽에 가깝게 걸터앉는다. 다리를 골반 너비로 벌리고 양팔은 양옆으로 넓게 벌린다.

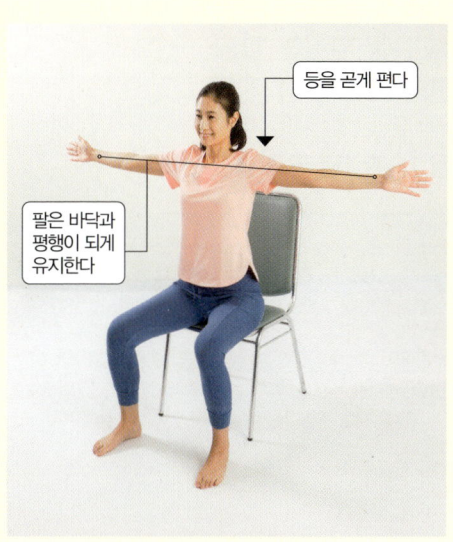

- 등을 곧게 편다
- 팔은 바닥과 평행이 되게 유지한다

2. **양팔을 펼친 상태에서 상반신을 좌우 번갈아가며 회전시킨다**

   양팔을 펼친 상태에서 살짝 힘차게 허리와 가슴을 좌우 번갈아가며 비틀어서 프로펠러처럼 양팔을 회전시킨다. 얼굴은 정면을 향한 상태로 유지한다. 팔은 바닥과 평행을 이룰 수 있도록 내려가거나 올라가지 않도록 주의한다.

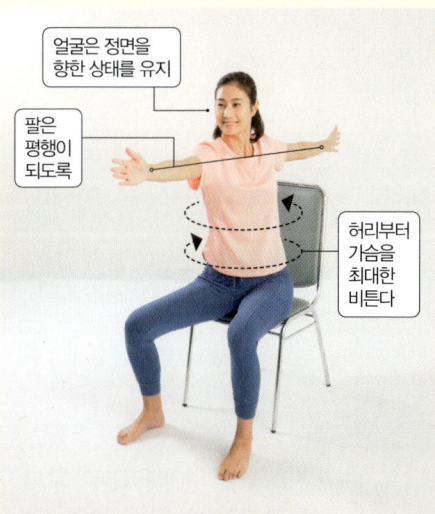

- 얼굴은 정면을 향한 상태를 유지
- 팔은 평행이 되도록
- 허리부터 가슴을 최대한 비튼다

50부터는 습관이 건강을 결정한다!

깨끗한 피부, 납작한 배, 넘치는 활력……
바로 당신의 이야기다!

단순하지만 획기적인 1달 1습관 1년 맞춤 습관 안내서

★★★★
출간 즉시
베스트셀러

★★★★
모델
이소라 추천

★★★★
항노화 전문의
안지현 추천

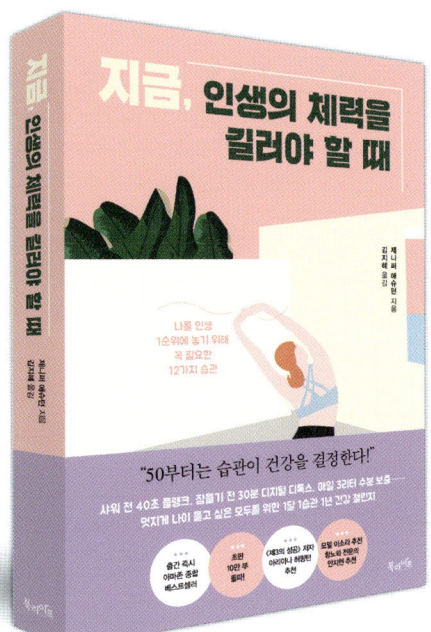

"더 건강하고 더 행복하고
더 탄탄한 삶을 위해!"

**나를 인생 1순위에 놓기 위해
꼭 필요한 12가지 습관**

지금, 인생의 체력을 길러야 할 때
제니퍼 애슈턴 지음 | 김지혜 옮김 | 16,800원